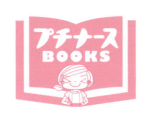
プチナース BOOKS

実習でよく挙げる
看護診断 計画ガイド

編著 小田正枝

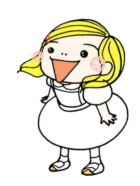
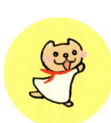
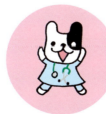

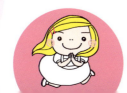
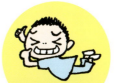

はじめに

　プチナースBOOKS『実習でよく挙げる　看護診断・計画ガイド』をこのたび照林社より発刊する運びとなりました。

　看護診断はわからない・難しいという時代を経て、今日では臨床や教育において活用されつつあります。これからも看護診断は臨床の根拠として定着していくと思います。しかしながら学生にとっては、限られた実習期間のなかで、患者さんに必要なケアは何かを判断するための看護診断過程は難しいことと思います。

　本書の特徴は2つのパートに分け、看護診断と看護過程の基本と、多くの学生が挙げる50の看護診断を解説しているパートになります。Part1では、学生が質問し指導者が答える形式をとり、看護過程との関係を具体的に示しています。Part2では、各科・各領域の実習でよく挙げる50の看護診断の、診断の意味と標準看護計画を詳しく解説しています。

　プチナースBOOKS『症状別　観察ポイントとケア』および『症状別看護過程』と併せて本書を活用していただければ幸いです。多忙ななかにもかかわらず執筆くださいました先生方、照林社の編集の方々に感謝申し上げます。

2017年1月

小田正枝

CONTENTS

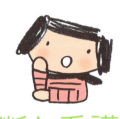

Part 1 看護診断と看護過程の基本 ……… 小田正枝

看護診断ってなんだろう？ ……… 2
看護過程ってなんだろう？ ……… 4
NANDA-I 看護診断ってなんだろう？ ……… 13
看護診断の種類は？ ……… 16
どうやって診断するの？ ……… 18
看護診断を看護計画につなげるには？ ……… 21

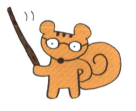

Part 2 実習でよく挙げる看護診断 50

本書で取り上げる看護診断一覧 ……… 26
01 非効果的健康管理（心筋梗塞、狭心症） ……… 下舞紀美代 28
02 非効果的健康管理（高血圧症、脳血管障害） ……… 下舞紀美代 30
03 健康管理促進準備状態 ……… 下舞紀美代 32
04 非効果的母乳栄養 ……… 濱嵜真由美 34
05 栄養摂取消費バランス異常：必要量以下 ……… 中西順子 37

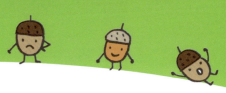

06	肥満／過体重	安藤敬子	39
07	嚥下障害	穴井めぐみ	42
08	血糖不安定リスク状態	坂田扶実子	46
09	体液量不足リスク状態	姫野深雪	48
10	体液量過剰	姫野深雪	51
11	排尿障害	古川秀敏	54
12	便秘	古川秀敏	56
13	下痢	尹 玉鍾	59
14	消化管運動機能障害リスク状態	福田和明	61
15	ガス交換障害	姫野深雪	64
16	不眠	宮川 操	67
17	睡眠パターン混乱	宮川 操	70
18	不使用性シンドロームリスク状態	尹 玉鍾	72
19	身体可動性障害	安藤敬子	75
20	歩行障害	古川秀敏	77
21	消耗性疲労	姫野深雪	80
22	活動耐性低下	安藤敬子	83
23	非効果的呼吸パターン	松下智美	85

CONTENTS

24	セルフケア不足（入浴、更衣、摂食、排泄）	安藤敬子	87
25	排泄セルフケア不足	尹 玉鍾	90
26	半側無視	古川秀敏	92
27	急性混乱	山口恭平、下舞紀美代	95
28	記憶障害	古川秀敏	97
29	言語的コミュニケーション障害	古川秀敏	100
30	自尊感情状況的低下	下舞紀美代	103
31	ボディイメージ混乱	下舞紀美代	105
32	介護者役割緊張	古川秀敏	107
33	非効果的役割遂行	下舞紀美代	109
34	出産育児行動促進準備状態	濱嵜真由美	111
35	不安	下舞紀美代	116
36	非効果的コーピング	下舞紀美代	118
37	スピリチュアルペイン	下舞紀美代	120
38	感染リスク状態	古庄夏香	122
39	非効果的気道浄化	古庄夏香	124
40	誤嚥リスク状態	穴井めぐみ	126
41	出血リスク状態	福田和明	130

42	転倒転落リスク状態	古川秀敏	133
43	身体損傷リスク状態	下舞紀美代	135
44	口腔粘膜障害	松下智美	137
45	褥瘡リスク状態	穴井めぐみ	139
46	皮膚統合性障害	下舞紀美代	142
47	術後回復遅延	福田和明	144
48	悪心	姫野深雪	147
49	急性疼痛	坂田扶実子	149
50	慢性疼痛	坂田扶実子	151

引用・参考文献	154
索引	156

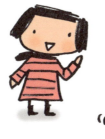

[装丁] ビーワークス
[本文デザイン・DTP] D.tribe（林慎吾）
[本文DTP] すずきひろし
[カバー・表紙イラスト] ウマカケバクミコ
[本文イラスト] ユカワアキコ、原あいみ、佐原周平、今﨑和広、
　　　　　　　　村上寛人、日の友太、中村知史

●本書の看護診断名および定義は、T. ヘザー・ハードマン，上鶴重美原書編集，日本看護診断学会監訳，上鶴重美訳：NANDA-I 看護診断—定義と分類 2015-2017 原書第10版．医学書院，東京，2015．より抜粋して転載しています。

●本書で紹介している治療・ケア方法などは、実践により得られた方法を普遍化すべく努力しておりますが、万が一本書の記載内容によって不測の事故等が起こった場合、著者、出版社はその責を負いかねますことをご了承ください。
●本書に記載している薬剤・器機等の選択・使用方法については、出版時最新のものです。薬剤等の使用にあたっては、個々の添付文書を参照し、適応・用量等は常にご確認ください。

v

本書の特徴と使い方

Part 1

まずは看護過程の流れと看護診断をおさらい！

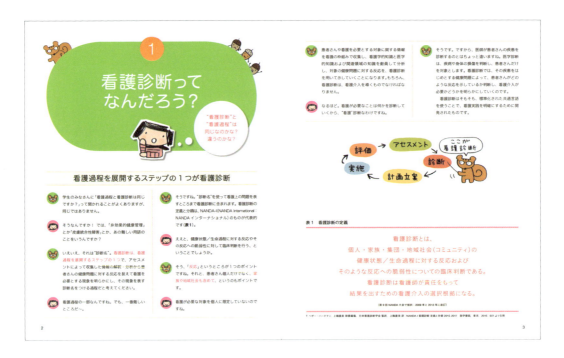

 いよいよ来週から実習がスタートですね。

 はい、ワクワクします！　ただ、**看護過程**とか**看護診断**とか、実習でも使うのによくわからなくて。いまさら学校の先生には聞きづらいので困っています……。

 まずは **Part1** で看護過程と看護診断を一緒におさらいしましょう。**どのように看護診断を挙げて看護計画につなげるのか**の流れがわかりますよ。

患者さんに
適切なケアを行うためには、
しっかり看護過程を
身につけないとね

 看護診断を理解したい！でもじつはねむたい!!遊びたい?!

タイ子ちゃん

 ちゃんと授業を聞いていないと、どんぐりバクダンが飛んでくるよ！

リス先生

Part 2

実習で役立つ本書の効果的な使い方を解説します！

実際に実習記録を書くときはどう使うの？

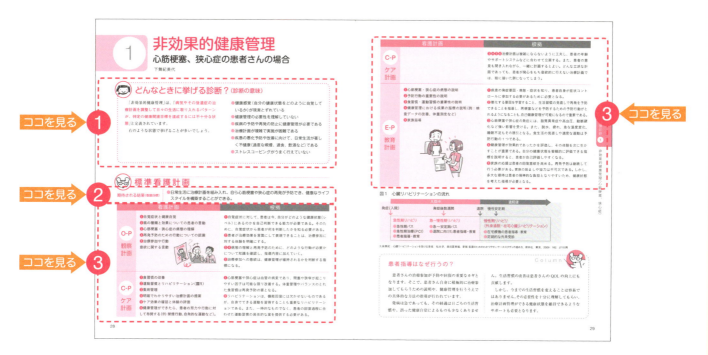

いよいよ受け持ち患者さんも決まったけど、この患者さんは今どんな状態なんだろう？ **看護計画を立てる**ために、最初に何をすればいいかな……。

はじめに患者さんの状況を観察して情報を集めて、似たようなケースがないか **Part2** をみてみましょう。**患者さんに合った看護診断を挙げる**ことができますよ。

ココを見る ➡ 1

看護診断を挙げることができたら、次は**看護目標の設定**ですよね。まずは標準看護計画の「**期待される結果（看護目標）**」を参考にしてみます。

ココを見る ➡ 2

そうです。そして最後は**看護計画**！ **標準看護計画**を参考にすれば、**どんな要素が実習記録に必要なのか**がわかりますよ。

ココを見る ➡ 3

自分の患者さんと照らし合わせて要素を足し引きして、**個別のケア**を考えましょうね。

編集・執筆

小田正枝
元・徳島文理大学大学院看護学研究科 教授

執筆 （五十音順）

穴井めぐみ
福岡女学院看護大学看護学部 教授

安藤敬子
大分県立看護科学大学大学院看護学専攻博士課程（後期）

坂田扶実子
純真学園大学保健医療学部看護学科 助教

下舞紀美代
関西看護医療大学看護学部看護学科 教授

中西順子
純真学園大学保健医療学部看護学科 准教授

濱嵜真由美
宮崎県立看護大学別科助産専攻 准教授

姫野深雪
久留米大学医学部看護学科 講師

福田和明
徳島文理大学保健福祉学部看護学科 教授

古川秀敏
関西看護医療大学看護学部看護学科 准教授

古庄夏香
福岡県立大学看護学部 准教授

松下智美
西南女学院大学保健福祉学部看護学科 講師

宮川 操
徳島文理大学保健福祉学部看護学科 准教授

山口恭平
帝京大学福岡医療技術学部看護学科 助手

尹 玉鍾
徳島文理大学保健福祉学部看護学科 教授

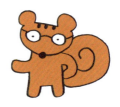

Part 1

看護診断と看護過程の基本

電子カルテ化が進み、実習先で看護診断を目にすることも増えてきました。看護過程を展開する際に、看護診断を導入している学校も多いでしょう。そこで、まず最初に、看護診断と看護過程の基本について解説します。

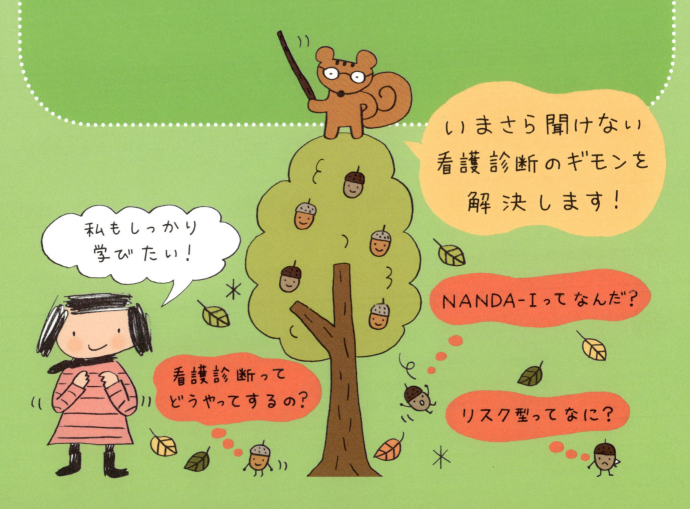

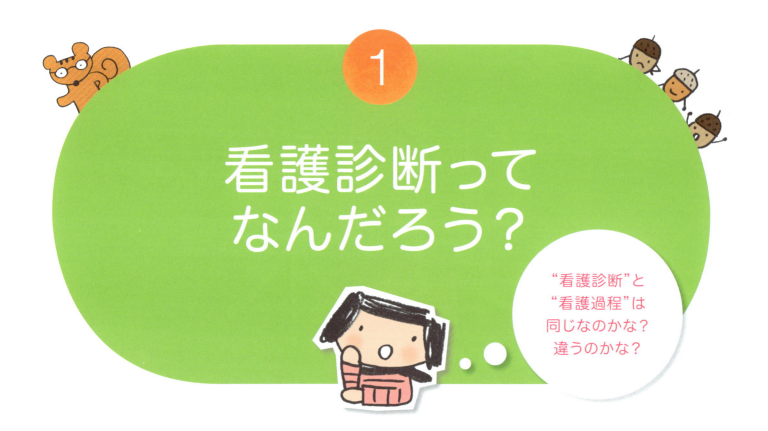

看護過程を展開するステップの1つが看護診断

 学生のみなさんに「看護過程と看護診断は同じですか?」と聞かれることがよくありますが、同じではありません。

 そうなんですか! では、「非効果的健康管理」とか「皮膚統合性障害」とか、あの難しい用語のことをいうんですか?

 いえいえ、それは"診断名"。**看護診断は、看護過程を展開するステップの1つ**で、アセスメントによって収集した情報の解釈・分析から患者さんの健康問題に対する反応をとらえて看護を必要とする現象を明らかにし、その現象を表す診断名をつける過程(アセスメントのゴール)だと考えてください。

 看護過程の一部なんですね。でも、一番難しいところです。

 そうですね。"診断名"を使って看護上の問題を表すところまで看護診断に含まれます。看護診断の定義と分類は、NANDA-I(NANDA International:NANDA インターナショナル) のものが代表的です(**表1**)。

 健康状態／生命過程に対する反応やその反応への脆弱性に対して臨床判断を行う、ということでしょうか。

そう、「反応」というところが1つのポイントですね。それと、患者さん個人だけでなく、家族や地域社会も含めて、というのもポイントです。

 看護が必要な対象を個人に限定していないのですね。

 患者さんや看護を必要とする対象に関する情報を看護の枠組みで収集し、看護学的知識と医学的知識および関連領域の知識を動員して分析し、対象の健康問題に対する反応を、看護診断を用いて示していくことになります。もちろん、看護診断は、看護介入を導くものでなければなりません。

 なるほど。看護が必要なことは何かを診断していくから、"看護"診断なわけですね。

 そうです。ですから、医師が患者さんの疾患を診断するのとはちょっと違いますね。医学診断は、疾病や身体の損傷を判断し、患者さんだけを対象とします。看護診断では、その疾患をはじめとする健康問題によって、患者さんがどのような反応を示しているか判断し、看護介入が必要かどうかを明らかにしていくのです。

看護診断はそもそも、標準化された共通言語を使うことで、看護実践を明確にするために開発されたものです。

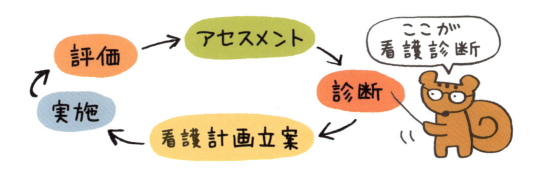

表1　看護診断の定義

看護診断とは、
個人・家族・集団・地域社会（コミュニティ）の
健康状態／生命過程に対する反応および
そのような反応への脆弱性についての臨床判断である。
看護診断は看護師が責任をもって
結果を出すための看護介入の選択根拠になる。

（第9回NANDA大会で採択；2009年と2013年に改訂）

T. ヘザー・ハードマン，上鶴重美原書編集，日本看護診断学会監訳，上鶴重美訳：NANDA-I 看護診断 定義と分類 2015-2017．医学書院，東京，2015：501．より引用

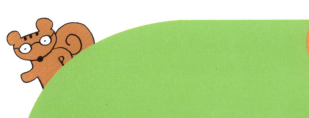

看護過程ってなんだろう?

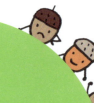

看護過程についておさらいしたいな

看護過程とは、問題解決思考を看護実践で行うもの

 看護過程についてもおさらいしておきましょうか。

 よろしくお願いします!

 まず、看護過程とは何か説明してみてください。

 説明ですか! 一言で表すのはなんだか難しいですね。

 じゃあ、質問です。春に向けてタイ子ちゃんはダイエットの必要性を感じています。

 いきなりなんですか、先生!(当たってるけど……)

 確実にダイエットするためには、どうしたらいいと思いますか。

 まずは、太ってしまった原因を考えてみます……。最近、全然運動していないし、食事も食べたり食べなかったりだし、夜寝る前にお菓子をたくさん食べちゃうんです。だから、通学でも歩いてみたり、食事のリズムをきちんとしたり、寝る前のお菓子をやめればいいのではと思っています。

 あら、ちゃんと自分の現状を判断して問題解決策を見いだせていますね。その問題解決を実行して結果を評価すれば、看護過程のプロセスを実施できていることになりますよ。

 ええ!? そうだったんですか!

 そのような思考を問題解決思考といいます。これを看護実践で行うのが看護過程なのです。

患者さんの問題の原因を明らかにし、解決策を立てるためのツール

なるほど。ただやみくもに患者さんを看護してもだめだから、きちんと問題を明らかにして必要な看護介入を考えるためにしなければいけないことなんですね。

そう、そのためのツール（手段）が看護過程と考えてみてください。看護過程は、「アセスメント」「看護診断」「看護計画立案」「実施」「評価」というプロセスを踏みます。構成要素は本によってさまざまありますが、基本的な考え方は一緒です。
　問題解決思考と看護過程の要素を比較してみましょう（図1）。

患者さんの問題を解決するための看護実践を導くプロセスは同じですね。

そうです。看護過程の定義と構成要素をまとめたので確認しておいてください（P.6 図2）。

看護過程を展開する際には記録を書くと思うのですが、記録にも決まりがあるんですか？

看護過程の展開のための記録様式の決まりはありませんが、POS（problem oriented system：問題指向型システム）に基づいたPONR（problem oriented nursing record：問題指向型看護記録）を用いる場合が多いです。S情報とかO情報とか聞いたことあるでしょう？

苦手なところです。

S情報とO情報についてはP.7で解説します。では、看護過程の各ステップについて簡単に解説していきましょう。

図1　問題解決思考と看護過程

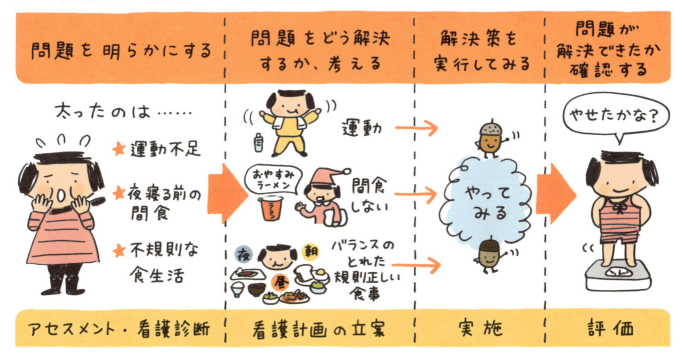

図2 看護過程の定義と構成要素

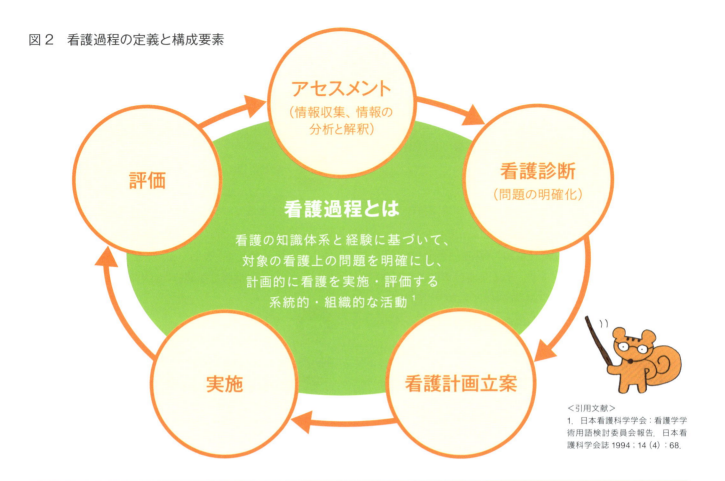

<引用文献>
1. 日本看護科学学会：看護学学術用語検討委員会報告．日本看護科学学会誌 1994；14（4）：68．

アセスメント （情報収集、情報の分析と解釈）	● 情報収集：枠組み（ゴードンの機能的健康パターンなど）に沿って、診療録（カルテ）や看護記録、患者さんやご家族への面接や観察で得た情報を記載する ● 情報の分析と解釈：看護介入をするために情報から意味を引き出す
看護診断 （問題の明確化）	● 看護介入を必要とする事項を決定し、原因や関連する事項とともに問題を明確化し、その優先順位を決定し「診断リスト」を作成する ● 学校によって関連図（「要因関連図」や「問題関連図」「全体像」など）で図式化し整理する ●「看護診断」では、NANDAインターナショナルの定義・分類がよく用いられる
看護計画立案 （「期待される結果」の設定、「看護介入」の選定）	● 期待される結果：看護介入の結果、患者さんにどのような行動や反応がみられたらよいかを表現する ●「期待される結果」を設定したら、それを達成するための「看護介入」を選択する。O-P（観察計画）、C-P（ケア計画）、E-P（教育計画）に分けて記載する
実施・評価	● 看護計画に基づいて看護介入を行い（実施）、「期待される結果」に向かっていたかを評価する ● 実習記録では、日々、計画・実施・評価できるように、経過記録を書く。その際、評価はSOAP形式で記載すると整理しやすい ▶ 評価をするための情報（S、O） ▶ 情報を基にした評価（A） ▶ 評価に基づいて翌日の計画を立案（P） ● 実習終了時にまとめる「サマリー」も評価にあたる。サマリーでは、患者さんの健康上の問題に対して何を実施し、その結果、その問題はどのように変化したのか、まとめる

アセスメント①――情報収集

 アセスメントには、「情報収集」と「情報の分析と解釈」を含みます。看護過程において問題を特定していくための、第1段階となります。

 アセスメントはとってもニガテです。

 まずは情報収集の方法ですが、大きく2つに分けられます。患者さんに負担をかけないためにも、❶の方法で情報収集した後、足りない部分を❷の方法で情報収集するとよいでしょう。
❶記録(診療録、看護記録など)からの情報収集
❷患者さん・ご家族からの直接の情報収集

 どんな情報をどれだけ集めればよいのか、いつも悩みます。

 情報収集する際は、ただやみくもに集めていては効率的ではありません。そこで使用したいのが、みなさんの学校で使用しているアセスメントの枠組みです。アセスメントに使われる枠組みは、以下のようなものがあります。
- ゴードンの11の機能的健康パターン(**P.8 表1**)
- ヘンダーソンの14の基本的ニード(**P.8 表2**)
- NANDA-I 看護診断分類法Ⅱの13領域
- オレムのセルフケア要件
- ロイの適応看護モデル(**P.8 表3**)

 アセスメントの枠組みを情報収集の際に意識しておけば、情報の取得漏れがなくて済みますね。

 そうです。事前にメモ帳にアセスメントの枠組みをつくっておいて、そこに情報を記録していくと時間のむだがなくてよいでしょう。
　取得した情報は、S情報(Subjective data：主観的情報)とO情報(Objective data：客観的情報)に分けます(**図3**)。

 SとOの情報の振り分けが難しいですよね。

 大切なことは、どちらも事実を記載することです。決めつけで情報を記載しないようにしましょう。不安そうな発言があったとしても、それだけで不安と決めつけるのではなく、患者さんの表情や言動をよく観察してみてください。S情報を裏づけるO情報があるかどうかが、確認のポイントです。

図3 S情報とO情報

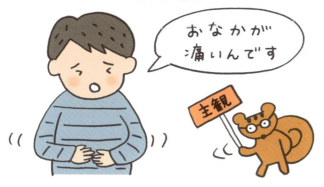

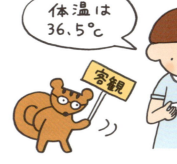

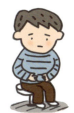

表1　ゴードンの11の機能的健康パターンの分類

❶	健康知覚―健康管理パターン	クライエントが知覚している健康とウェルビーイングのパターン、健康管理の方法を表す
❷	栄養―代謝パターン	代謝に必要な飲食物の消費についてのクライエントのパターンと、身体各部への栄養供給状態がわかるパターン指標を表す
❸	排泄パターン	排泄機能(腸、膀胱、皮膚)のパターンを表す
❹	活動―運動パターン	運動、活動、余暇、レクリエーションのパターンを表す
❺	睡眠―休息パターン	睡眠、休息、くつろぎのパターンを表す
❻	認知―知覚パターン	感覚―知覚と認知のパターンを表す
❼	自己知覚―自己概念パターン	クライエントの自己概念パターンと、自己に関する知覚(例えば、自己観や価値、ボディイメージ、感情状態)を表す
❽	役割―関係パターン	役割任務と人間関係についてのクライエントのパターンを表す
❾	セクシュアリティ―生殖パターン	セクシュアリティパターンに対する満足と不満足についてのクライエントのパターンを表す。生殖パターンを表す
❿	コーピング―ストレス耐性パターン	クライエントの全般的なコーピングパターンと、そのパターンの有効性をストレス耐性との関連で表す
⓫	価値―信念パターン	価値、信念(宗教的信念を含む)、クライエントの選択や決定の手引きとなる目標についてのパターンを表す

マージョリー・ゴードン著, 松木光子, 江川隆子, 近田敬子, 他訳：看護診断 原著3版 その過程と実践への応用. 医歯薬出版, 東京, 1998：82. より引用

表2　ヘンダーソンの14の基本的ニードの枠組み

❶	正常に呼吸する
❷	適切に飲食する
❸	あらゆる排泄経路から排泄する
❹	身体の位置を動かし、またよい姿勢を保持する
❺	睡眠と休息をとる
❻	適切な衣類を選び、着脱する
❼	衣類の調節と環境の調節により、体温を生理的範囲内に維持する
❽	身体を清潔に保ち、身だしなみを整え、皮膚を保護する
❾	環境のさまざまな危険因子を避け、また他人を傷害しないようにする
❿	自分の感情、欲求、恐怖あるいは気分を表現して他者とコミュニケーションをもつ
⓫	自分の信仰に従って礼拝する
⓬	達成感をもたらすような仕事をする
⓭	遊び、あるいはさまざまな種類のレクリエーションに参加する
⓮	"正常"な発達および健康を導くような学習をし、発見をし、あるいは好奇心を満足させる

ヴァージニア・ヘンダーソン著, 湯槙ます, 小玉香津子訳：看護の基本となるもの. 日本看護協会出版会, 東京, 2006：25. より引用

表3　ロイ適応看護モデルの4様式の枠組み

❶	生理的様式	酸素摂取
		栄養
		排泄
		活動と休息
		防衛
		感覚
		体液と電解質
		神経機能
		内分泌機能
❷	自己概念様式	
❸	役割機能様式	
❹	相互依存様式	

シスター・カリスタ・ロイ著, 松木光子監訳：ザ・ロイ適応看護モデル 第2版. 医学書院, 東京, 2010：87-88. より引用

アセスメント②——情報の分析と解釈

 情報を集めたら、今度は集めた情報を分析して解釈します。アセスメントは一般的に**図4**の順番で行うことが多いです。

 まずは患者さんの状態が正常か異常かを判断するのですね。

 ここで注意したいのが、正常か異常かの基準は患者さんによって違ってくるということです。例えば血圧の値も、普段から低めの人と高めの人など傾向があります。ですから、そのときの値だけで判断するのではなく、普段の値がどうかを確認することも大切です。

図4　アセスメントの流れ

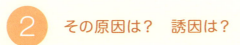
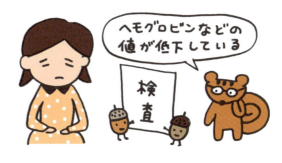

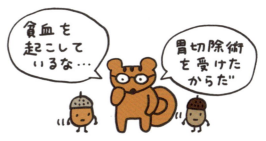

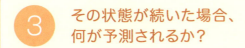
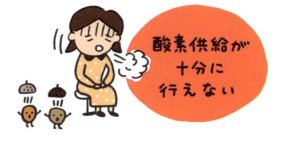

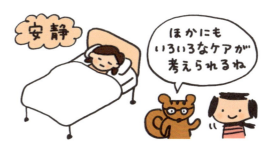

看護診断

 看護過程の第2段階は看護診断です。看護診断についてはP.13から詳しく説明しますので、ここでは簡単に流れを説明しておきましょう。看護診断では、アセスメントの段階で収集されたデータを看護師が解釈し、分析します。

 アセスメントした後、何を問題として挙げるのか、難しいですよね。

 まずは問題と原因を分けてみましょう。問題と原因は1つずつ対応するものではありません。1つの原因が異なる2つの問題の原因になっていることもあるし、1つの問題に複数の原因があることだってあります。

 その情報の紐づけが難しいんです。

 そんなときに役立つのが関連図です。患者さんの状態を書いていくと、どのように原因がつながっているのかがわかるようになります。

 関連図を書くのはニガテなんですが、そんなメリットがあるんですね。

 そうです。そうして明確化された問題を看護診断として挙げていきます。この詳しい方法はP.18から説明します。

Column

看護診断と共同問題ってどう違うの？

　看護診断と共同問題の違いに悩む人も多いようです。看護診断が看護独自で解決できる問題であるのに対し、共同問題とは看護独自では解決できない問題で、医師と共同で問題解決にあたるものです。カルペニートが提唱している概念です。

　例えば、「転倒リスク状態」は看護独自で解決できますが、「低酸素血症」は看護だけでは解決できません。共同問題を挙げる際には、この点に注意しましょう。

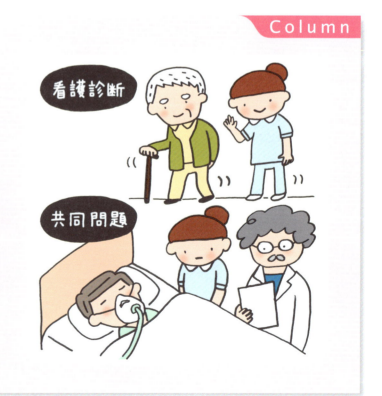

看護計画立案

 看護診断が決まったら看護計画の立案ですね！

 そうです。看護計画の立案については詳しくはP.21 から解説しますので、ここでは簡単に看護計画について解説します。

 はい！

 看護計画の立案には、「期待される結果（看護目標）の設定」と「看護介入の選定」が含まれます（図5）。「期待される結果（看護目標）」を設定してから、看護介入を考えます。

 看護目標には、長期目標と短期目標があるんですよね。

 そうです。目標を長期目標と短期目標に分けて書く場合があります。違いは2通りのパターンがあり、1つは看護診断に焦点を当てる場合です。看護診断の解決を示すものが長期目標、関連因子に焦点を当てるものが短期目標です。もう1つが、時期の長短に合わせて設定するものです。

 看護計画にはどのようなことを書くのですか。

 看護計画は大きく分けて3つの視点から計画を立てます（図6）。
❶観察計画（O-P、observation plan）
❷ケア計画（C-P、care plan）
❸教育計画（E-P、educational plan）
　期待される結果（看護目標）に向かってどのような看護ができるのか、まずは書き出してみて、観察計画、ケア計画、教育計画の3つに分けてもいいでしょう。

図5 期待される結果（看護目標）の設定と看護介入の選定

期待される結果（看護目標）
問題を解決するために看護介入を行った結果、患者さんにみられたらよい反応・行動

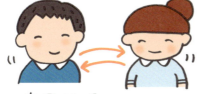

看護介入
期待される結果を達成するための看護介入

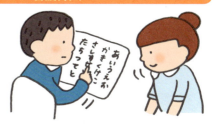

図6 3つの看護計画

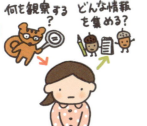
観察点、収集したい情報

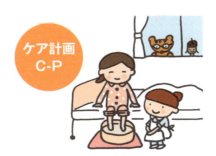
直接的にケアすること

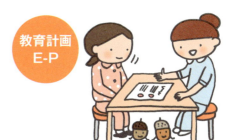
患者さんに指導・説明・教育すること

実施・評価

 では、最後の「実施・評価」です。設定された目標を達成するために立てた計画に沿って実施し、その実施したことが「看護目標（期待される結果）」をもたらしたかどうかを評価します。

 看護目標が達成されたかどうかはどのように評価したらよいのですか？

 次の3つの視点で考えるとよいでしょう。
❶看護目標は達成された
❷看護目標は一部、達成された
❸看護目標は達成できなかった
　❸については、看護目標を今後、継続するのか、中止するのか、修正するのかの判断も必要になります。

 よく評価が、「患者さんの評価になっていない」と指摘されることがあります。

 学生自身の準備不足や自分の足りないところなど、反省の要素が書かれていることがあります。それらは「反省」「感想」といった箇所に書きましょう。

 あくまで、看護目標に沿って実施した方法が「患者さんにとってどうだったのか」を評価します。患者さんの安全・安楽は確保されていたか、患者さんの意向に沿っていたかなど、患者さんに合った方法で実施されていたかを確認します。ですから、評価は「患者さんの反応」に基づいて行います。

 なるほど。自分の技術の未熟さなどをつい書いてしまいたくなりますね。

 評価では看護過程の各サイクルをチェックすることも必要です（図7）。こうして看護過程全体に評価をフィードバックしていくのです。必要があれば計画を修正したり、追加したり、患者さんに合わせて実施します。
　最後に、実施についてはSOAP形式の経過記録を書くことが多いので、記録のポイントも解説してきます。看護目標ごとに、「S：Subjective data（主観的データ）」「O：Objective data（客観的データ）」「A：Assessment（アセスメント）」「P：Plan（計画）」に沿って記録していきます。

図7　看護計画の再確認の方法

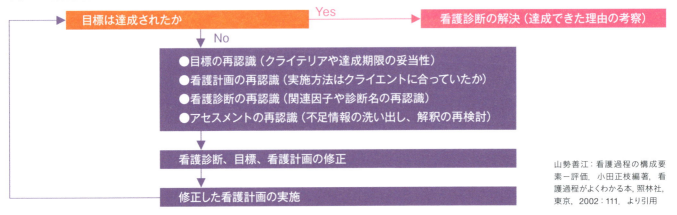

山勢善江：看護過程の構成要素－評価．小田正枝編著，看護過程がよくわかる本，照林社，東京，2002：111．より引用

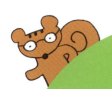

3 NANDA-I 看護診断ってなんだろう？

NANDA-I（ナンダアイ）ってよく聞くけど、いったいなんだ？

NANDA-I によって共通言語としての看護診断が開発されている

 NANDA-I は、NANDA インターナショナルの略です。North American Nursing Diagnosis Association（北米看護診断協会）が国際化の流れを受けて、2002 年に改称されました。

 看護診断をつくっている組織なのですか？

 そのとおり。看護診断名の分類法を開発・改良、推進することを活動の目的としています。2 年に 1 回大会が開かれ、研究発表のほか、新しく提案された診断の提示・公開討論などが行われます。

 新しい診断名？

 看護診断は今も開発されていて、世界中の看護師が新しい診断を提案することができるのです。審査を受けて承認されれば、『NANDA-I 看護診断 定義と分類』のなかに収められます。

 あ、その本、知っています！　看護師さんが持っていました。でも、"ドメイン"とか"クラス"とかあって、使い方がわからなくて……。

 NANDA-I 看護診断分類法Ⅱ（タクソノミーⅡ）のことですね。看護診断を体系づけて分類したものです。"領域（ドメイン）""類（クラス）""看護診断"という 3 層構造になっています（**P.14 表1**）。領域は 13 あってアセスメントの枠組みとしても使用されていますが、NANDA-I 学会声明（2010）より、アセスメントの枠組みではゴードンの機能的健康パターンが推奨されています（**P.14 表2**）。

　さらに看護診断は、"診断の焦点""診断の対象""判断""部位""年齢""時間""診断の状態"の 7 つの軸からなる多軸構造となっています。

たじくこうぞう??

 新しく開発される看護診断は、これらの軸に沿って開発されるんです。ただし、すべての看護診断が7軸で構成されているわけではありませんよ。例えば、「疼痛」が看護診断をつくる最小単位である"診断の焦点"。そこに、"時間"という軸「急性」「慢性」が加わって、「急性疼痛」「慢性疼痛」となるわけです（**表3**）。

 適当につくっていいわけではないんですね……。

表1　NANDA-I分類法Ⅱの領域、類、看護診断

領域1　ヘルスプロモーション
安寧状態または機能の正常性の自覚、およびその安寧状態または機能の正常性のコントロールの維持と強化のために用いられる方略

類1　健康自覚
正常機能と安寧状態の認知

- 気分転換活動不足
- 坐位中心ライフスタイル

類2　健康管理
健康と安寧状態を維持するための活動を明らかにし、コントロールし、実行し、統合すること

- 高齢者虚弱シンドローム
- 高齢者虚弱シンドロームリスク状態
- コミュニティヘルス不足
- リスク傾斜健康行動
- 非効果的健康維持
- 非効果的健康管理
- 健康管理促進準備状態
- 非効果的家族健康管理
- ノンコンプライアンス
- 非効果的抵抗力

T.ヘザー・ハードマン, 上鶴重美原書編集, 日本看護診断学会監訳, 上鶴重美訳：NANDA-I看護診断 定義と分類 2015-2017, 医学書院, 東京, 2015：69. より一部抜粋して転載

表2　NANDA-I分類法Ⅱの13領域

領域1	ヘルスプロモーション	安寧状態または機能の正常性の自覚、およびその安寧状態または機能の正常性のコントロールの維持と強化のために用いられる方略
領域2	栄養	組織の維持と修復、およびエネルギーの産生の目的で、栄養素を摂取し、同化し、利用する作用
領域3	排泄と交換	身体からの老廃物の分泌と排出
領域4	活動／休息	エネルギー資源の産生、保存、消費、またはバランス
領域5	知覚／認知	注意、見当識、感覚、知覚、認知、コミュニケーションなど、ヒトの情報処理システム
領域6	自己知覚	自己についての認識
領域7	役割関係	人と人との間、または集団と集団との間の肯定的および否定的なつながりやつきあい、またそうしたつながりが示す意味
領域8	セクシュアリティ	性同一性、性的機能、および生殖
領域9	コーピング／ストレス耐性	人生のできごと／生命過程に取り組むこと
領域10	生活原理	真実である、または本質的な価値があるとみなされている行為や習慣や制度についての振る舞いや思考や行動の基本となる原理
領域11	安全／防御	危険や身体損傷や免疫システムの損傷がないこと、喪失からの保護、安全と安心の保障
領域12	安楽	精神的、身体的、社会的な安寧または安息の感覚
領域13	成長／発達	年齢に応じた身体面の発育、臓器系の成熟、発達里程標に沿った進行

T.ヘザー・ハードマン, 上鶴重美原書編集, 日本看護診断学会監訳, 上鶴重美訳：NANDA-I看護診断 定義と分類 2015-2017, 医学書院, 東京, 2015：69-75. より一部抜粋して転載

表3 看護診断の多軸構造

第1軸	診断の焦点	看護診断の主要な要素。焦点とは診断の中核である「人間の反応」を示す
第2軸	診断の対象	看護診断を確定される人（人々）。個人、介護者、家族、集団、地域／コミュニティなど
第3軸	判断	診断の焦点の意味を限定または指定する記述語や修飾語。障害、非効果的など
第4軸	部位	あらゆる組織、器官、解剖学的部位・構造。膀胱、聴覚、脳など
第5軸	年齢	診断の対象となる人の年齢。乳児、幼児、成人など
第6軸	時間	診断の焦点（第1軸）の期間。慢性、急性、間欠的など
第7軸	診断の状態	問題焦点型、ヘルスプロモーション型、リスク型

看護診断の表し方

 では実際に、NANDA-I看護診断の構成要素をみてみましょう（**図1**）。

看護診断の構成要素は、「診断名」「定義」「診断指標」「関連因子」「危険因子」からなります。それぞれを説明すると次のようになります。

- **診断名（診断用語）**：診断の焦点と判断に名前をつけたもの

- **定義**：診断名の意味を示したもの。明瞭で正確な記述で類似の診断との区別にも役立つ

- **診断指標**：診断名で表される状態において観察される症状や徴候。問題焦点型看護診断またはヘルスプロモーション型看護診断またはシンドロームの根拠となるもの

- **関連因子**：診断名で表される状態の原因／誘因として考えられる因子

- **危険因子**：診断名で表される状態に陥りやすくする原因／誘因と考えられるもので、リスク型看護診断の根拠となるもの

※図1の例はリスク型看護診断ではないため、危険因子の項目はない。

図1 看護診断の実際

領域❶ ヘルスプロモーション　　類❷ 健康管理

00078 非効果的健康管理

Ineffective **health management**（1994，2008，根拠レベル 2.1）

定義 Definition

病気やその後遺症の治療計画を調整して日々の生活に取り入れるパターンが、特定の健康関連目標を達成するには不十分な状態

診断指標 Defining Characteristics

- 指示された治療計画に対する困難感
- 治療計画を毎日の生活に組み込めない
- 危険因子を減らす行動がとれない
- 健康目標の達成に向けて、効果的でない日常生活の選択

関連因子 Related Factors

- 複雑な治療計画
- 複雑な医療制度
- 意思決定葛藤
- 経済的困窮
- 過度の要求
- 家庭内の争いごと
- 家族の健康管理パターン
- 行動を起こすきっかけが十分にない
- 治療計画についての知識不足
- ソーシャルリポートの不足
- 感じている障壁
- 感じている利益（効用）
- 状態についての重症感
- 脆弱感
- 無力感

T. ヘザー・ハードマン，上鶴重美原書編集，日本看護診断学会監訳，上鶴重美訳：NANDA-I 看護診断 定義と分類 2015-2017．医学書院，東京，2015：145．より転載

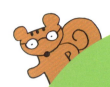 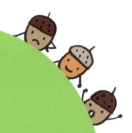

4 看護診断の種類は？

> 看護診断にもいろいろ種類があるみたい。教えて！

4つの種類がある看護診断

 実習で「〜リスク状態」という問題ばかり挙がってきたとき、指導ナースにはアセスメントがちゃんとできてないんじゃないかって言われたんですけど、よくわかりませんでした。

 リスク型看護診断ですね。起こる危険性の高い問題を表現する際に使いますが、現在は起こっていない問題なので、診断に必要な指標、つまり症状や徴候、関連因子がない状態です。あくまでリスクなので、危険因子での診断となります。

 そうか。問題が実際には起こっていないリスク型ばかりだと、確かにアセスメントが不足しているのかもしれません。看護診断には、ほかにどんな種類がありますか？

 看護診断には、「リスク型」のほかに、「問題焦点型」「ヘルスプロモーション型」「シンドローム」があります（**表1**）。

 わからないで使っていました……。

 おもに使用されているのが、「問題焦点型看護診断」です。現在、問題が存在する看護診断です。診断する根拠となる症状や徴候（診断指標）が患者さんのデータベースに存在することで、診断ができます。「リスク型」以外は、診断指標で裏づけられます。

 「ウエルネス型」っていうのも聞いたことがあるのですが……。

 「ウエルネス型」は、良好な状態をよりよく促進・強化しようとするための看護診断で、母性領域などで使われますが、『NANDA-I 看護診断 定義と分類 2012-2014』から、「ヘルスプロモーション型」に含まれるとし、使用しないことになっています。

表1　看護診断の種類

問題焦点型

問題が"実際にある"状態

- NANDA-Iで承認されている看護診断のほとんどがこの「問題焦点型看護診断」です。
- 診断指標に当てはまる症状や徴候が、患者さんのデータベースに実際に存在していることから、診断ができます。

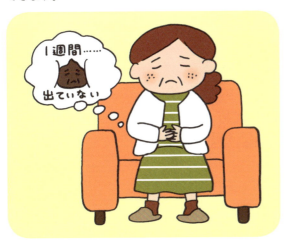

ヘルスプロモーション型

より健康になりたいという望みや動機づけがある状態

- 栄養や運動などの健康行動をよりよい方向へ促進しようとする準備があることから、診断ができます。どのような健康状態でも使用することができます。

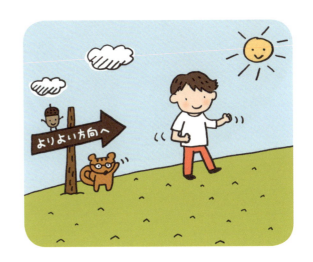

リスク型

その状態が起こるおそれのある状態

- 診断指標に当てはまる徴候や症状はないものの、その状態を起こしやすくする危険因子がデータベースに存在していることから、診断ができます。

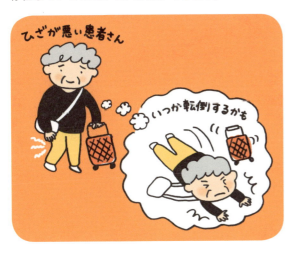

シンドローム

診断指標にあるような徴候と症状がほとんどいつも同時に起こるような状態

- 上記の3つとは異なり、診断指標にあるような徴候と症状がほとんどいつも同時に起こるような状態をいいます。

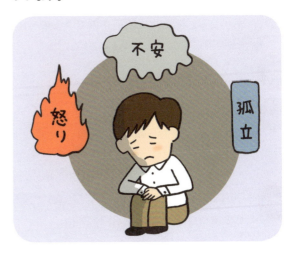

Q&A　看護診断の種類は？

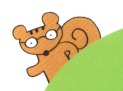
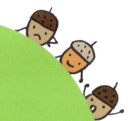

5 どうやって診断するの？

診断するときって、やり方があるのかな？

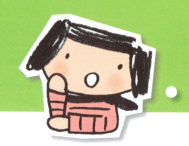

診断指標の症状・徴候を観察して診断しよう

 かっこいいから診断名は使っていますが、適当に使っていました。だから、じつはいつも同じ診断ばっかりに……。

 適当にしてたの……そうね、看護診断は診断名だけが示されているわけではありませんから、まず看護診断の構成要素をみていきましょう。

 はいっ。

 看護診断は、P.15でも出てきましたが、"診断名""定義""診断指標""関連因子""危険因子"で構成されています。

 『NANDA-I 看護診断 定義と分類』(医学書院)がそのような構成になっていますね。

 P.16で「問題焦点型看護診断は、診断する根拠となる症状や徴候（診断指標）が患者さんのデータベースに存在することで、診断ができます」と言ったのを覚えていますか？

 適当じゃないことがよくわかりました……。

 そうです。診断指標としてまとめられている症状・徴候が観察されれば、問題焦点型またはヘルスプロモーション型、シンドロームが診断できますし、危険因子が観察されればリスク型が診断できるわけです。

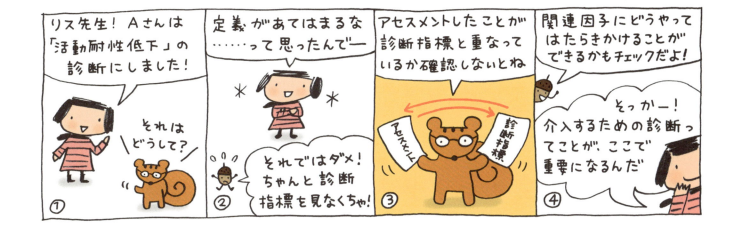

看護診断の表し方

 関連因子っていうのは、どういう位置づけなんですか？

 関連因子は、その看護診断の原因になる因子ですね。みなさん、
「関連因子＋に関連した＋診断名」
で表現しているのではないでしょうか（**図1**）。

 しています。例えば、「床上安静に関連した活動耐性低下リスク状態」という感じですよね。

 関連因子は、診断名で示された現在観察されている症状・徴候の原因ですから、関連因子に対してはたらきかけて改善すれば、診断名に示された状況も改善される、という関係です。

 なるほど。「関連因子＋に関連した＋診断名」って表現することで、どこに看護介入するかが明らかになるというメリットがあるんですね。

 これで、次から"適当"じゃなく、診断できますね。関連因子は患者さんの個別性を表現できるところです。個別的な看護介入のためにも、関連因子は具体的に記述しましょう。

図1　看護診断の表現のしかた

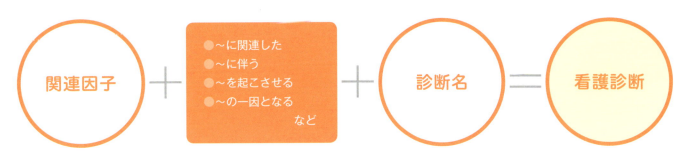

看護診断の優先順位のつけ方

 たくさん挙げた看護診断の、優先順位をつける方法がよくわかりません。

 決まった方法はないのですが、大切なのは、**患者さんの生命を脅かす生理的な問題**や、**安楽・安寧を脅かす問題**を優先しましょう。まずは患者さんの看護診断のリストを作成し、優先順位を考えてみましょう。

 あ、そこでマズローのニードの階層（図2）が参考になるんですね。

 そうです。低次の基本的欲求から満たされるように考えていきましょう。
　また、実際に存在している状態（顕在的な問題）と、起こるおそれがある問題（潜在的問題）に分けられると思いますが、そのときは実際に今、存在している状態を優先しましょう。
　例えば下痢がみられている患者さんがいたとしましょう。下痢の対処方法について患者さんが知識をもっていないことも問題ですが、下痢によって肛門周囲の皮膚がただれる可能性もあります。しかし、優先順位からすると、「下痢が現在ある」状態を解決することが最も大切です。

 なるほどわかりました。でも、患者さんによっては不安が強かったりすることもあるから、考慮する必要があるんでしょうか。

 大切なところに気づきましたね。患者さんの状態を総合的に判断して優先順位を考えていくようにしましょう。優先順位が決まったら、次は看護計画の立案ですよ。

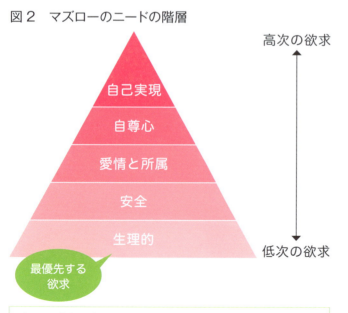

図2　マズローのニードの階層

人間の欲求を高次から低次に分類したもの。欲求が高いものから順に、❶生理的ニード、❷安全のニード、❸愛情と所属のニード、❹自尊心のニード、❺自己実現のニードとなっている。欲求が高いものを優先する

Column

関連因子の挙げ方のポイント

「関連因子＋に関連した＋診断名」で看護診断を挙げる際に、関連因子がたくさんになってしまうという声を聞きます。問題焦点型の看護診断の場合、関連因子は問題に関係する関連因子のなかで最も関連が強いものを挙げましょう。優先順位がつけられない場合は並列してもかまいませんが、あまりにたくさんの関連因子がある場合は、まず看護診断を挙げて、関連因子を箇条書きでまとめてもよいです。関連因子は複数挙げてもかまいませんが、診断名を並列することはやめましょう。

6 看護診断を看護計画につなげるには？

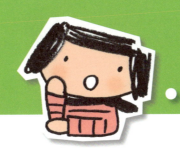

実際に看護計画を立てるコツが知りたい！

関連因子に着目して看護計画を立ててみよう

「どうやって診断するの？」(P.18)で、「関連因子＋に関連した＋診断名」という看護診断の表現のしかたを解説しましたね。ここで挙がった関連因子に着目して、それを解消していくように計画につなげていくとよいでしょう。

なるほど！ 関連因子が現在の症状・徴候の原因なのだから、それが改善またはなくなれば、問題を改善ないし解決できるというわけですね。

そうです。看護計画の立案には、「期待される結果（看護目標）の設定」と「看護介入の選定」が含まれることはすでに説明しましたが、おさらいです。
- ●**期待される結果（看護目標）**：問題を解決するために看護介入を行った結果、患者さんにみられたらよい反応・行動
- ●**看護介入**：期待される結果を達成するための看護介入

わかります。でも、期待される結果を設定するのが難しくて……。

まず、期待される結果は、患者さんの目標なので、主語は患者さんになります（**P.22 図1**）。
　学校によって異なるかもしれませんが、長期目標と短期目標で分けて書くときは、看護診断の表記に対応させて設定するとよいでしょう。長期目標はその看護診断の解決を示すもので、短期目標は関連因子に焦点を当てます（**P.23 表1**）。

実習中の期間での目標を立てる場合はどうしたらいいですか。

 長期目標は実習終了日をめどに、短期目標は長期目標に至るまでの細かい目標を設定するとよいでしょう。

 関連因子に焦点を当てて目標を考えればよかったんですね！

 「期待される結果（看護目標）」は、看護介入によって達成可能な内容にすることが大切です。また、それが観察できるように具体的な行動内容や言葉で表現するとよいですね。

　期待される結果は、看護診断の種類によって少し異なってきます。問題焦点型看護診断では、解決すべき問題が実在しているため、看護介入によってその問題が解消または軽減されることをめざします。ヘルスプロモーション型看護診断では、現在の状態を看護介入によってよりよくしていこうという目標になります。リスク型看護診断では、看護介入しなければ生じる可能性がある状態が起こらないようにすることが目標です（**図2**）。

 なるほど！　原因がしっかりアセスメントできていれば看護介入の道筋がちゃんとわかりますね。

 そう、あとは看護介入の選定ですが、これも短期目標ごとに選択するという方法もあります。また、一般に、看護介入は、O-P（observation plan：観察計画）、C-P（care plan：ケア計画）、E-P（educational plan：教育計画）の3つに分けて立てることは説明しましたが、この3つを意識することで、より綿密な計画を立てることができるからです（**表2**）。

図1　期待される結果を書くときのコツ

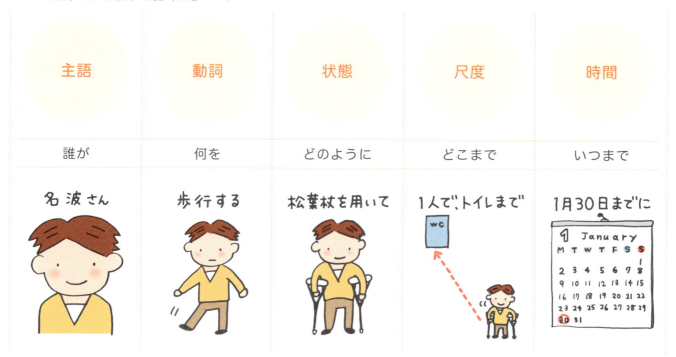

表1 長期目標と短期目標

看護診断の表記に対応させる書き方		時期の長短に合わせて設定する書き方
看護診断の解決を示すもの	長期目標	実習終了日をめどにする
関連因子に焦点を当てる	短期目標	長期目標に至るまでの目標を細かく設定する

表2 看護介入計画に記入すべき3つの計画とその内容

観察計画(O-P)	関連因子や問題の変化を観察した内容のほか、ケア計画や教育計画を実施する際に観察しなければならない内容を記載する
ケア計画(C-P)	患者さんに行うケアの内容を記載する（清拭や歩行の介助など）
教育計画(E-P)	患者さんとその家族に伝えることや指導することを記載する

図2 看護診断の種類による期待される結果の設定のしかた

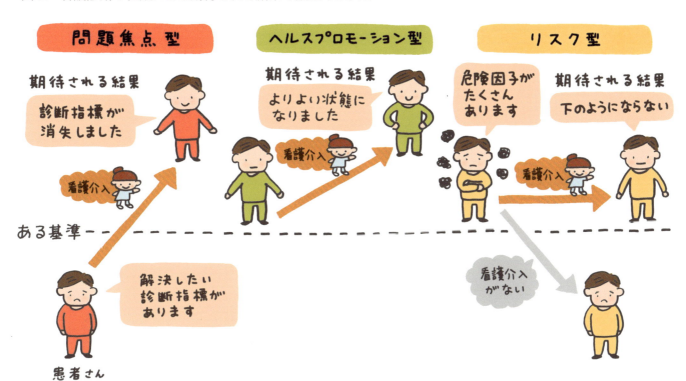

標準看護計画の上手な活用方法

 キホンはよくわかりました。でも、イチから自分で看護計画を立てようとすると、これでいいのか、不安になります。

 そんなときは、本書のPart 2にある「標準看護計画」を参考にするといいですよ。もちろん、丸写しはダメですが、標準看護計画に受け持ち患者さんの個別性を加えてより具体的にしたり、アレンジしていくことができますし、自分の計画に漏れがないか、確認するのにも活用できます。

 アレンジのコツはありますか？

 標準看護計画を患者さんの個別性に合わせるには、具体的に記述するとよいです。5W1Hといわれる、When（いつ）、Who（誰が）、What（何を）、Where（どこで）、Why（なぜ）、How（どのように）を反映するように書きましょう。

　また、標準看護計画に書いてある観察項目などには、患者さんには該当しないものもあるでしょう。該当しないものは削除したり、修正すると患者さんに合ったものになりますよ。

 確かに全部患者さんに当てはまるわけじゃないですよね。

 患者さんの年齢や発達課題に注目することも大切です。高齢の患者さんの場合、早期離床を進めたくても筋力が低下していると、転倒リスクが非常に高くなります。ですから、十分に注意が必要ですね。

　また、看護計画を立てる場合は、標準的な回復過程を予測して立てますが、実習で週末などを挟む場合、見通しが立てにくい場合もあります。可能性のある状況それぞれについて計画を立てておくと安心できますよ。

 Part 2を参考にして、患者さんによりよい看護が提供できるよう、がんばります！

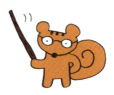

では実習でよく挙げる看護診断を解説していきます！

Part 2

実習でよく挙げる
看護診断
50

実習でよく挙げる看護診断を50個選出し、
「どんなときに挙げる診断？（診断の意味）」「標準看護計画」を解説します。

受け持ち患者さんの
看護計画を立てるときに
参考にしよう

本書で取り上げる看護診断一覧

		診断名	定義
領域1 ヘルスプロモーション	1	非効果的健康管理	病気やその後遺症の治療計画を調整して日々の生活に取り入れるパターンが、特定の健康関連目標を達成するには不十分な状態
	2		
	3	健康管理促進準備状態	病気や後遺症の治療計画を調整して日々の生活に取り入れるパターンが、さらなる強化の可能な状態
領域2 栄養	4	非効果的母乳栄養	乳児や幼い子どもに、母乳を乳房から直接与えることが難しく、乳児／子どもの栄養状態が危うくなっている状態
	5	栄養摂取消費バランス異常：必要量以下	代謝に必要な量を満たすには栄養摂取量が不十分な状態
	6	肥満／過体重	●肥満：体脂肪の蓄積が、年齢別・性別による標準値と比べて異常もしくは過剰で、過体重を上回る状態 ●過体重：体脂肪の蓄積が、年齢別・性別による標準値と比べて、異常もしくは過剰な状態
	7	嚥下障害	嚥下メカニズムの機能の異常で、口腔・咽頭・食道の構造や機能の欠損を伴う状態
	8	血糖不安定リスク状態	血糖値が正常範囲から変動しやすく、健康を損なうおそれのある状態
	9	体液量不足リスク状態	血管内液、組織間液、細胞内液のすべて、またはいずれかが減少しやすく、健康を損なうおそれのある状態
	10	体液量過剰	等張性体液の貯留が増加した状態
領域3 排泄と交換	11	排尿障害	尿を排泄する機能に障害のある状態
	12	便秘	通常の排便回数が減り、排便困難や不完全な便の排出や、非常に硬く乾燥した便の排出を伴う状態
	13	下痢	軟らかい無形便の排出がみられる状態
	14	消化管運動機能障害リスク状態	消化管の蠕動運動の亢進、減弱、無効、または欠如が起こりやすく、健康を損なうおそれのある状態
	15	ガス交換障害	肺胞-毛細血管膜での酸素化の過剰や不足、およびまたは、肺胞-毛細血管膜での二酸化炭素排出の過剰や不足がみられる状態
領域4 活動／休息	16	不眠	睡眠の量と質が破綻し、機能低下につながる状態
	17	睡眠パターン混乱	外的要因によって、睡眠の量と質が一時的に妨害されている状態
	18	不使用性シンドロームリスク状態	指示された、またはやむをえない筋骨格系の不活動状態のために、体組織の崩壊が起こりやすく、健康を損なうおそれのある状態
	19	身体可動性障害	自力での意図的な身体運動や四肢運動に限界のある状態
	20	歩行障害	環境内での自力徒歩移動に限界のある状態
	21	消耗性疲労	どうしようもない持続的な脱力感、および通常の身体的作業や精神的作業をこなす能力が低下した状態
	22	活動耐性低下	必要な日常活動または望ましい日常活動を持続や遂行するための、生理的あるいは心理的エネルギーが不足した状態
	23	非効果的呼吸パターン	吸気と呼気の両方またはいずれか一方で、十分に換気できていない状態
	24	セルフケア不足	自分のために入浴・更衣・食事・排泄行動を行う、あるいは完了する能力に障害のある状態
	25	排泄セルフケア不足	自分のために排泄行動を行う、あるいは完了する能力に障害のある状態

領域5 知覚／認知	26	半側無視	身体および付随する環境への感覚反応や運動反応、心的表象、空間性注意に障害のある状態。片側への不注意と反対側への過剰な注意を特徴とする。左半側無視の方が右半側無視よりも重傷で長期化する
	27	急性混乱	短期間に進行する可逆的な障害が、意識・注意・認知・知覚に突然発症した状態
	28	記憶障害	ちょっとした情報や行動スキルが覚えられない、または思い出せない状態
	29	言語的 コミュニケーション障害	象徴（シンボル、記号）システムを受け取り、処理し、伝え、用いる能力の、どれかあるいはすべての低下、遅延、消失がある状態
領域6 自己知覚	30	自尊感情状況的低下	現状に対して、自己価値の否定的な見方が生じている状態
	31	ボディイメージ混乱	心の中に描き出される自分の姿・形が混乱している状態
領域7 役割関係	32	介護者役割緊張	家族や重要他者にとって、介護者（世話をする人）としての役割の遂行が困難になっている状態
	33	非効果的役割遂行	行動と自己表現のパターンが、周囲の状況・規範・期待に合わない状態
領域8 セクシュアリティ	34	出産育児行動促進準備 状態	安寧のための、健康的な妊娠、出産、新生児ケアの準備と維持のパターンにおいて、さらなる強化の可能な状態
領域9 コーピング／ ストレス耐性	35	不安	自律神経反応を伴う、漠然として不安定な不快感や恐怖感（本人に原因は特定できないかわからないことが多い）で、危険の予感によって生じる気がかりな感情。身に降りかかる危険を警告する合図であり、脅威に対処する方策を講じさせる
	36	非効果的コーピング	ストレッサー（ストレス要因）の正当な評価ができない、習得した反応を適切に選択できない、あるいは入手可能な資源（リソース）を利用できない状態
領域10 生活原理	37	スピリチュアルペイン	自己、他者、世界、または超越的存在とのつながりを介して、人生の意味を経験する能力の障害に関連して、苦しんでいる状態
領域11 安全／防御	38	感染リスク状態	病原体が侵入し増殖しやすく、健康を損なうおそれのある状態
	39	非効果的気道浄化	きれいな気道を維持するために、分泌物または閉塞物を気道から取り除くことができない状態
	40	誤嚥リスク状態	気管や気管支に、消化管分泌物・口腔咽頭分泌物・固形物・液体が入りやすく、健康を損なうおそれのある状態
	41	出血リスク状態	血液量が減少しやすく、健康を損なうおそれのある状態
	42	転倒転落リスク状態	転倒や転落が起こりやすく、身体的危害や健康を損なうおそれのある状態
	43	身体損傷リスク状態	個人の適応資源や防御資源と、周囲の環境条件との相互作用の結果、負傷しやすく、健康を損なうおそれのある状態
	44	口腔粘膜障害	口唇、軟部組織、口腔前庭、中咽頭の損傷がある状態
	45	褥瘡リスク状態	圧迫または圧力とずれ力（剪断力）が相まった結果、骨突出部上の皮膚や下層組織に限局性の損傷が起きやすく、健康を損なうおそれのある状態（NPUAP, 2007）
	46	皮膚統合性障害	表皮と真皮の両方またはどちらか一方が変化した状態
	47	術後回復遅延	手術後に、生命、健康、安寧を維持する活動を、再開するまでに必要な日数が延長している状態
領域12 安楽	48	悪心	のどの奥や胃に不快感を覚える主観的現象で、嘔吐を引き起こすこともあれば、そうでないこともある状態
	49	急性疼痛	実在するあるいは潜在する組織損傷に伴う、もしくはそのような損傷によって説明される、不快な感覚的および情動的経験（国際疼痛学会）。発症は突発的または遅発的で、強さは軽度から重度までさまざまあり、回復が期待・予測できる
	50	慢性疼痛	実在するあるいは潜在する組織損傷に伴う、もしくはそのような損傷によって説明される、不快な感覚的および情動的経験（国際疼痛学会）。発症は突発的または遅発的で、強さは軽度から重度までさまざまあり、持続的・反復的で、回復は期待・予測できず、3か月以上続く

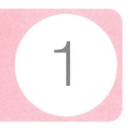

1 非効果的健康管理
心筋梗塞、狭心症の患者さんの場合

下舞紀美代

どんなときに挙げる診断？(診断の意味)

「非効果的健康管理」は、「病気やその後遺症の治療計画を調整して日々の生活に取り入れるパターンが、特定の健康関連目標を達成するには不十分な状態」と定義されています。

右のような状態で挙げることが多いでしょう。

- 健康感覚（自分の健康状態をどのように自覚しているか）が現実とずれている
- 健康管理の必要性を理解していない
- 疾病の予防や再発の防止に健康管理が必要である
- 治療計画が複雑で実施が困難である
- 疾患の悪化予防や改善に向けて、日常生活が著しく不健康（過度な喫煙、過食、飲酒など）である
- ストレスコーピングがうまく行えていない

標準看護計画

期待される結果（看護目標）
- 日常生活に治療計画を組み入れ、自ら心筋梗塞や狭心症の再発が予防でき、健康なライフスタイルを構築することができる。

看護計画	根拠
O-P 観察計画 ❶自覚症状と健康自覚 ❷薬の種類と効果についての患者の言動 ❸心筋梗塞・狭心症の病態の理解 ❹再発予防のための行動についての認識 ❺治療参加や行動意欲に関する言動 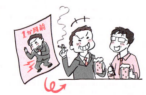	❶自覚症状に対して、患者は今、自分がどのような健康状態（レベル）にあるのかを自己判断できる能力が必要である。そのために、自覚症状から患者が何を判断したかを知る必要がある。 ❷患者が治療効果を言葉にして表現できることは、治療参加に対する体験を明確にする。 ❸❹病態の理解と再発予防のために、どのような行動が必要かについて知識を確認し、指導内容に加えていく。 ❺治療参加への意欲は、健康管理が維持されるかを判断する指標になる。
C-P ケア計画 ❶食習慣の改善 ❷運動習慣とリハビリテーション(**図1**) ❸薬剤管理 ❹明確でわかりやすい治療計画の提案 ❺ケア効果の確認と体験の評価 ❻健康管理ができたら、患者の努力や行動に対して称賛する(例：禁煙行動、自発的な運動など)。	❶心筋梗塞や狭心症は血管の病変であり、閉塞や狭窄が起こりやすい因子は可能な限り改善する。体重管理やバランスのとれた食習慣は再発予防の要となる。 ❷リハビリテーションは、機能回復には欠かせないものであるが、自身でできる運動を習得することも重要なリハビリテーションである。また、一時的なものでなく、患者の回復過程に合わせた運動習慣の具体的な案を提供する必要がある。

看護計画	根拠
C-P ケア計画	❸❹❺❻治療計画は複雑にならないように工夫し、患者の年齢やサポートシステムなどに合わせて立案する。また、患者の意見も聞き入れながら、一緒に計画するとよい。どんな立派な計画であっても、患者が関心をもち意欲的に行えない治療計画では、絵に描いた餅になってしまう。
E-P 教育計画 ❶心筋梗塞・狭心症の病態の説明 ❷予防行動の重要性の説明 ❸食習慣・運動習慣の重要性の説明 ❹健康管理における成果の指標の説明（例：検査データの改善、体重測定など） ❺家族指導	❶疾患の発症要因・病態・症状を知り、患者自身が症状コントロールに参加する必要があるために必要となる。 ❷悪化する要因を学習すること、生活習慣の見直しで再発を予防できることを指導し、再梗塞などを予防するための予防行動がとれるようになることも、自己健康管理が可能になるので重要である。 ❸心筋梗塞や狭心症の発症には、脂質異常症や高血圧、動脈硬化など強い影響を受ける。また、脱水、疲れ、急な温度変化、睡眠不足もその誘引となる。食生活の見直しや適度な運動は予防行動の1つである。 ❹健康管理が効果的であったかを評価し、その体験を次に生かすことが重要である。自分の健康状態を客観的に評価できる指標を説明すると、患者が自己評価しやすくなる。 ❺家族の応援は患者の回復意欲を高める。再発予防は継続して行う必要がある。家族の励ましや協力は不可欠である。しかし、多大な期待は患者の精神的な負担となりやすいため、健康状態を考えた指導が必要となる。

看護診断 ❶ 非効果的健康管理（心筋梗塞、狭心症）

図1　心臓リハビリテーションの流れ

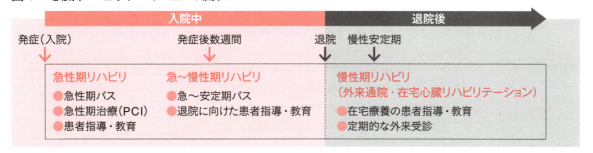

久保美紀：心臓リハビリテーションを受ける患者．松本孚，森田夏実編，新版 看護のためのわかりやすいケーススタディの進め方，照林社，東京，2009：162．より引用

Column

患者指導はなぜ行うの？

　患者さんの治療参加が予防や回復の重要なカギとなります。そこで、患者さん自身に積極的に治療参加してもらうための説明や、健康管理を行ううえでの具体的な方法の指導が行われています。

　発病は急であっても、その経過は日ごろの生活習慣や、誤った健康自覚によるものも少なくありません。生活習慣の改善は患者さんのQOLの向上にも貢献します。

　しかし、今までの生活習慣を変えることは容易ではありません。その必要性を十分に理解してもらい、治療計画管理ができる健康状態を維持できるようなサポートも必要となります。

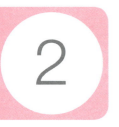

2 非効果的健康管理
高血圧症、脳血管障害の患者さんの場合

下舞紀美代

どんなときに挙げる診断？（診断の意味）

「非効果的健康管理」は、「病気やその後遺症の治療計画を調整して日々の生活に取り入れるパターンが、特定の健康関連目標を達成するには不十分な状態」と定義されています。
　以下のような状態で挙げることが多いでしょう。
- 健康感覚（自分の健康状態をどのように自覚しているか）が現実とずれている
- 治療計画が理解できない
- 健康管理の必要性を理解していない
- 疾病の予防や再発の防止に健康管理が必要である
- 医師や看護師との信頼関係が十分でなく、治療計画に納得していない
- 疾患の悪化予防や改善に向けて、日常生活が著しく不健康（過度な喫煙、過食、飲酒など）である
- ストレスコーピングがうまく行えていない
- 機能障害があり、残存機能を十分に活用できていない
- 自己判断による受診行動や内服薬の中断がある

標準看護計画

期待される結果（看護目標）
- 日常生活に治療計画を組み入れ、自ら血圧のコントロールができ、脳血管障害の再発の予防と残存機能の活用により、健康なライフスタイルを構築することができる。

看護計画	根拠
O-P 観察計画 ❶日常的な血圧値 ❷悪心・嘔吐、頭痛と疾患の関係 ❸自覚症状と測定値の比較、健康自覚 ❹薬物療法継続についての言動 ❺薬の種類と効果についての言動 ❻高血圧症・脳血管障害の病態の理解 ❼血圧コントロールについての行動 ❽治療参加や治療意欲に関する言動	❶❷健康管理ができる回復状態であることを確認する。 ❸高血圧症は、頭痛や肩こりなどの自覚症状を伴う場合と、自覚症状がない場合がある。測定した値から正常値との比較ができることが重要である。また、患者に症状がないから健康であるという認識があれば、教育指導に組み込む必要がある。 ❹❺高血圧症や脳血管障害は、自覚症状が出現しなくても徐々に病態が悪化していることがある。せっかく治療していても、自己判断による治療の中断は疾患の悪化を助長する。 ❻❼❽疾患を正しく理解し、健康管理を行う必要がある。制限もやりすぎれば、病態が悪化するおそれもある。
C-P ケア計画 ❶食習慣の改善 ❷運動習慣とリハビリテーション ❸薬剤管理 ❹日常生活に必要な社会資源の活用方法の提案 ❺実現可能な治療計画の提案	❶血圧は、食塩の過剰摂取によって上昇する。ナトリウムは体内に水分を貯留させ、末梢血管の抵抗を増大させる。また、脂肪は動脈硬化を進行させる。血圧のコントロールは、脳血管障害のみならず心筋梗塞の予防につながる。食習慣の改善は、高血圧症の改善につながる重要なポイントである。

看護計画	根拠
C-P ケア計画 ❻ケア効果の確認と体験の評価 ❼健康管理ができたら、患者の努力や行動に対して称賛する（例：禁煙行動、自発的な運動など）。 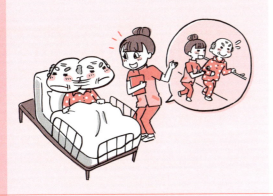	❷脳血管障害の患者は、機能障害を残している可能性が高いので、リハビリテーションは筋力の低下や関節の拘縮予防のために毎日行う必要がある。患者自身が毎日の生活に取り入れ、継続できるように支援する。 ❸降圧利尿薬や抗凝固薬などの薬剤を使用する場合がある。しかし、食習慣の改善により、血圧が正常値以下になっていることがあり、その場合、気づかずに内服を続けるのは危険である。また、抗凝固薬の使用で止血が困難になるため、歯科の治療などを受ける場合は患者に指導する必要がある。 ❹脳血管障害は、機能障害を残す場合がある。利用できる社会資源の活用は患者のQOLを向上させる。また、経済的にも患者の生活を豊かにする効果がある。 ❺❻高すぎる目標は、患者の自尊感情を低下させる。回復段階に応じて患者に合った計画へ変更する必要がある。 ❼今までの習慣を変えるのはかなりの努力を要する。しかし、喫煙はニコチンが交感神経に影響し、末梢血管を収縮させる。そのため、禁煙を進めていく必要がある。
E-P 教育計画 ❶高血圧症・脳血管障害の病態の説明 ❷治療計画の遂行の重要性の説明 ❸食習慣・運動習慣の重要性の説明 ❹健康管理における成果の指標の説明（例：検査データの改善、血圧値など） ❺家族指導	❶❷❸❹治療計画の遂行は、病態を理解しその予防行動がとれることが重要である。患者が理解できるまで繰り返し指導する。 ❺高血圧症や脳血管障害は、暴飲暴食、不規則な食習慣や偏食（甘い物、塩分の多い物、脂質を多く含む物ばかりを食べる）や運動不足が症状を悪化させることもあるため、食事をつくる人への教育が必要となる。また、疾患によって制限されたり、行動変容を行うことは患者にとって非常にストレスフルな状況である。家族の精神的支えは患者の健康管理行動に大きく影響する。

Column

脳血管障害とかかわりの深い疾患

脳血管障害は、高血圧症や糖尿病、脂質異常症、心疾患、腎疾患を伴っている場合があります。そのため脳血管障害ではこのような疾患のコントロールが重要で、再発予防にもつながります。臨床経過に応じた治療計画を、日常生活に組み込む指導が必要となります。また、生活をともにする家族の理解や協力、職場での役割遂行や緊張も考慮した指導内容にすることも重要です。

脳は意識、記憶、認知、思考、運動、言語などの機能を有します。脳血管障害の患者さんにみられる障害は運動機能障害だけではありませんので、患者さんの回復段階や障害の程度に合わせた健康管理を考えます。

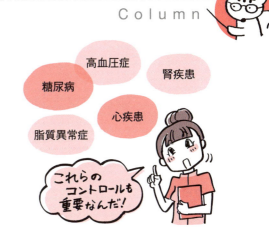

3 健康管理促進準備状態

下舞紀美代

どんなときに挙げる診断？（診断の意味）

「健康管理促進準備状態」は、「病気や後遺症の治療計画を調整して日々の生活に取り入れるパターンが、さらなる強化の可能な状態」と定義されています。この看護診断は、その人が自分の健康増進に向けて自分自身で健康コントロールしていく場合に挙げます。対象となる人が現在の健康状態を正しく理解し、その健康状態に適した健康管理・増進ができている人ということになります。

この看護診断の看護介入を考えるとき、自己効力感（セルフ・エフィカシー）を参考にするとよいと考えます。自己効力感とは、ある行動を行ううえでの自信のことで、この自己効力感が高いほど健康行動も継続して行うことができます。健康管理行動の遂行には、自己効力感が深く関係しています。

以下のような状態で挙げることが多いでしょう。

- 慢性疾患で今すでに健康管理ができているが、さらなる病気の管理を行おうとしている人（例えば、糖尿病の症状コントロールは十分にできているうえに、単にカロリー調整の食事にとどまらず、筋力増強や体力増進のための栄養バランスを含めた調理を強化したいと考えている人）
- 指示どおりの治療計画を遂行しているが、さらに健康増進に向けて強化したいと考えている人

標準看護計画

期待される結果（看護目標） ●自発的な健康行動を行い、健康増進のための課題を遂行する。

看護計画	根拠
O-P 観察計画 ❶健康管理と健康知覚 ❷健康行動に関する動機（成功体験など） ❸健康管理行動（例えば、運動療法、薬物療法、食事療法）の取り組み ❹健康に対する信念、価値観に影響するできごと ❺健康増進のための家族や地域社会の支援状況	❶自分の健康は自分で守るという観点から、正しく自分の健康状態を知覚し、健康管理をすることが必要である。その人の現在の健康知覚や健康管理は健康行動の強化の基盤となる。 ❷健康行動を継続して行うためには、個人の成功体験がきっかけとなることが多い。その成功体験がどのようなものであったかを理解して支援する必要がある。 ❸その人が健康管理行動を行ううえで、具体的にどのような方法で行っているかを明確にしておくと、行動強化を明確にすることができる。 ❹健康に対する信念（これだけはどうしても譲れない、何が何でもこのことだけは貫きたいという思いなど）や価値観（健康維持ができる自分は偉い。健康維持のために努力し続ける人は尊

	看護計画	根拠
O-P 観察計画		敬できるなど）に影響を与えるできごと（例えば、自分の日ごろの努力を支持し認めてくれる人からの励ましの言葉など）があると自己効力感が高まる。 ❺サポートシステムが整っていると、健康増進に向けての行動が強化しやすい。
C-P ケア計画	❶より強化された健康維持増進のための自己プログラム（以下、自己プログラムと称す）への支援 ❷自己プログラムに必要な情報の提供 ❸自己プログラム実施中や実施後の健康状態の確認（受診し診察、検査を促す）	❶この看護診断が挙がる人には、健康増進のための自己プログラムがある。プログラムが遂行できるように、見守りや励ましをすることはその人の成功体験となり強化される。 ❷自己プログラムがその人の経験や知識によって作成される。より広く専門的な分野からの情報提供を行うことで、プログラムが強化される。 ❸自己プログラムが適正なものであっても、疾患の進行が止まるわけではない。疾患によっては、徐々に病状が進行する場合も少なくない。また、プログラム内容の修正や変更はそのときどきの健康状態で評価していく必要がある。熱心なあまり過剰な運動や食事療法なども起こり得ることを念頭におく必要がある。そのための健康状態の定期的確認は重要である。
E-P 教育計画	❶健康管理に必要な検査データの見方を強化説明する。 ❷健康管理に必要な薬剤について強化説明する。 ❸健康管理に必要な治療の選択肢を強化説明する。 ❹健康管理行動をライフサイクルに組み込む方法を強化説明する。	❶自分の健康を管理するうえでは、疾患に特有な検査データの意味を理解する必要がある。例えば、赤血球の値が低値を示したとする。この原因が腎性貧血によるものならば、食事療法を行っても貧血は改善しない。検査データについては、数値から正常範囲か異常値であるかだけでなく、この検査項目は身体のどのような変化から異常値を示すのかを含めた専門的知識に基づいた指導教育を行う必要がある。 ❷薬剤について、有害作用はもとより、薬剤がどの器官にどのような機序で効果をもたらすかなどを指導教育する。これにより、時間どおりに服薬するもの、多少時間がずれてもよい薬剤などを考慮した自己プログラムを作成できる。あまり窮屈な自己プログラムは継続が困難となり、失敗経験につながり自信を喪失する場合がある。 ❸治療選択は対象者が行うものであるが、より個人に適した治療を選択するために、何を選択するかは重要である。しかし、治療方法、メリット、デメリットを熟知していないとその選択が適切でない場合も生じる。 ❹健康管理を強化する場合、その人のライフサイクルのなかで無理のない自然な形で組み入れることが重要である。1日の流れをまず記録してもらい、そのライフサイクルを守りながら健康行動を組み入れていく方法を教育指導する。仕事や家事、社会での役割を遂行できるように工夫する能力が必要となる。

看護診断❸ 健康管理促進準備状態

4 非効果的母乳栄養

濱嵜真由美

どんなときに挙げる診断？（診断の意味）

「非効果的母乳栄養」は、「乳児や幼い子どもに、母乳を乳房から直接与えることが難しく、乳児／子どもの栄養状態が危うくなっている状態」と定義されています。

以下のような状態で挙げることが多いでしょう。
- 母親の乳頭の形態異常（扁平乳頭・陥没乳頭）
- 母親の母乳分泌不足
- 乳児の吸啜反射が弱い

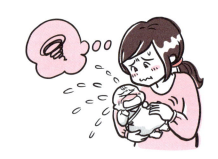

標準看護計画

期待される結果（看護目標）
- 適切なラッチ・オン（児の乳頭への吸着）とポジショニングを行うことができる（分娩後から入院中）。
- 乳房の自己管理ができ、授乳行動を確立することができる（入院中から産褥1か月）。
- 24時間に少なくとも8回以上母乳を飲んでいる。
- 授乳後に乳房の張りがやわらかくなる。
- 出生体重に戻った以降の体重増加は20〜35g/日をめやすとする。
- 新生児・乳児に活気があり、筋緊張がよく、皮膚の状態が健康である。
- 24時間に薄い尿で6〜8回以上の排尿がある。
- 24時間に3〜8回以上の排便がある。
- 新生児・乳児の哺乳量不足時の対応ができている。

看護計画	根拠
O-P 観察計画 ❶乳頭の状態 ●開口数、乳頭擦過傷の有無、発赤の有無、水疱の有無、乳頸部亀裂の有無 ❷乳頭痛の有無 ●いつ痛むか、疼痛の程度・部位 ❸乳房の型、乳房の状態 ●Ⅰ型、Ⅱa型、Ⅱb型、Ⅲ型（**P.36図1**） ●緊満感・発赤・硬結の有無 ❹ラッチ・オン ●児が乳頭に吸い着く様子、吸啜	❶❷❹❻❼❽これらを観察することにより、乳頭に応じた含ませ方・外し方をしているかアセスメントする。 ❸❺授乳しやすい姿勢がとれているのか、授乳しやすい抱き方を工夫しているのかアセスメントすることは、授乳行動が継続できるのか重要なポイントとなる。 ❽❾❿⓫⓬⓭⓮⓯⓰⓱⓲総合的に判断する。出生体重に戻った以降の体重増加は20〜35g/日をめやすとし、母乳不足（**P.36表1**）のアセスメントをする。 ⓬新生児のバイタルサインの基準値のめやすは以下のとおりである。

看護計画	根拠
O-P 観察計画 ❺ポジショニング（抱き方） ❻授乳時の母親の表情 ❼授乳終了時の乳首からの外し方 ❽児の口の開き方 ❾授乳回数、授乳量 ❿母親の疲労度、睡眠時間 ⓫母親の授乳に対する思い ⓬新生児のバイタルサイン ●体温、呼吸、心拍、心雑音 ⓭新生児・乳児の排尿・排便回数 ⓮新生児の可視黄疸が日齢に応じているか ⓯新生児・乳児の活気、機嫌がよいか ⓰新生児の大泉門の陥没の有無 ⓱新生児・乳児の体重・体重減少率 ⓲1日の体重増加量	●体温：36.5〜37.5℃（腋窩温） ●呼吸数：40〜50回/分 ●心拍数：120〜150回/分 ●血圧：収縮期血圧70mmHg、拡張期血圧40mmHg ⓭⓮⓯早期新生児において、排尿・排便回数が少なく、可視黄疸が日齢より逸脱している場合、また、新生児の活気がなく、いつまでもぐずっている場合は、黄疸による哺乳不足を考える。 ⓮生後数日でほとんどすべての新生児に黄疸が認められる。生後2〜3日でみられる生理的黄疸は生後1週間程度で軽快する。 ⓰大泉門の陥没の有無を確認し、脱水に注意する。 ⓱早期新生児の生理的体重減少率は7〜10％といわれる。体重減少率が10％を超える場合、生後9日までに出生体重に戻らない場合は、新生児の脱水に注意する。
C-P ケア計画 ❶乳頭・乳房の視診・触診 ❷ポジショニングを確認する。 ●児の体勢を一直線にする、全体を支える、母親の身体に密着させる、児の鼻と乳頭を向き合わせる。 ❸乳房緊満部位に応じたさまざまな抱き方を行ってもらい、どの抱き方が授乳しやすく、乳頸部の疼痛が少ないか一緒に考える。 ●必要時、授乳クッションや枕、バスタオルを使用する。 ❹授乳前に乳頭・乳輪部のマッサージを行い、乳頭乳輪部をやわらかくする。 ❺乳頭亀裂に対するケアを実践する。 ●保湿クリーム（ランシノー®など）を塗布後、ラップで保湿するなど。 ❻疼痛（創部痛・後陣痛）の程度に合わせ鎮痛薬を使用する。 ❼授乳後の乳房緊満が強い場合は保冷剤でクーリングを行う。	❶❷❸直接母乳を与えるのを困難にしている要因を明確にする。 ❹新生児は、乳頭・乳輪がやわらかいほうがラッチ・オンしやすい。乳頭・乳輪が硬いと含ませづらく、吸啜時に滑りやすい。 ❺乳頭損傷が起こった場合は、児の吸啜時に母親が疼痛を伴うので、次の授乳に備えて対処を行い、授乳しやすい状態をつくる。児の8回以上の頻回授乳が母乳分泌を増加させる。 ❻母親の創部痛・後陣痛が理由で授乳できない場合は、最初に母親の疼痛緩和を行い授乳する。 ❼授乳後も乳房緊満が強く授乳困難な場合は、乳房緊満の増強を予防する目的で乳房をクーリングする。
 E-P 教育計画 ❶初回授乳指導を行う。 ●授乳前に乳頭・乳輪部マッサージを行い、乳頭・乳輪部をやわらかくすることで児が含みやすくなることを説明する。 ●さまざまなポジショニングを行うことで乳頭への圧力のかかる位置が変わり、乳頭への負担が軽く済むことを指導する（横抱き・交差抱き、立て抱き、脇抱き、**P.36図2**）。	❶❷母乳摂取不足・母乳分泌不足を予防するために、産後のはじめての授乳時に指導するのは効果的である。 ❸授乳前の手洗いは、乳腺炎の予防につながる。 ❹母親の母乳育児に対するモチベーションを維持する。

看護計画	根拠

E-P 教育計画

- ●児がおっぱいをほしがるサインを説明する（吸うように口を動かす、吸うときのような音を立てる、手を口へもっていく、クーとかハーというようなやわらかい声を出す、むずがる）。
- ●頻回授乳を行うことで母乳生成ホルモンが分泌されることを説明する。
- ❷乳頭痛が強い場合は無理して授乳を続けることなく、小指を児の口のなかに入れ乳頭から外すことを説明する。
- ❸授乳前は手洗いを十分に行うことを説明する。
- ❹母親の訴えを聞き、母乳育児の意欲が減退しないように、努力を労い励ます。

図1　乳房の型

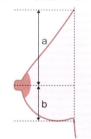

乳頭を中心として上下の比率で分ける

	Ⅰ型	Ⅱa型	Ⅱb型	Ⅲ型
形状				
比率	a＜b	a＝b	a＞b	a＞b
特徴	扁平型	おわん型　下垂を伴わない	おわん型　やや下垂している	下垂が著しい　大きい

表1　母乳不足

母乳摂取不足	母乳は十分産生されているのに、新生児の哺乳力や不適切な授乳方法が原因で十分な母乳を摂取できない
母乳分泌不全	母親の母乳産生量が不足している、または分泌がほとんどない
母乳分泌不足感	新生児は十分な母乳を摂取できているが、母親は母乳が足りないと感じる

図2　乳房の型と授乳時の児の抱き方

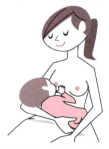

横抱き
乳房Ⅱa・Ⅱb型向け

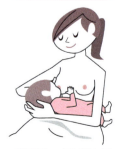

交差抱き
乳房Ⅱa・Ⅱb型向け

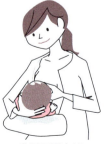

脇抱き（フットボール抱き）
乳房Ⅲ型向け

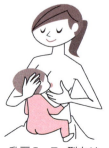

立て抱き
乳房Ⅰ・Ⅱa型向け

5 栄養摂取消費バランス異常：必要量以下

中西順子

どんなときに挙げる診断？（診断の意味）

「栄養摂取消費バランス異常：必要量以下」の定義は、「**代謝に必要な量を満たすには栄養摂取量が不十分な状態**」です。人は体内の内部環境の恒常性を維持するために、水分や栄養素が必要となります。その水分や栄養素を代謝することによって、生命を維持することになります。しかし、何らかの理由で代謝上必要な量が満たされないと、生命にかかわるおそれが出てきます。このような状態を「栄養摂取消費バランス異常：必要量以下」と解釈することができます。

以下のような状態で挙げることが多いでしょう。
- 食物の消化・吸収障害
- 摂食嚥下障害
- 食思不振

標準看護計画

期待される結果（看護目標） ● 1日の活動量に合わせた必要量の栄養素を摂取する。

看護計画	根拠
O-P 観察計画 ❶消化器症状（腹痛、悪心、嘔吐、便秘、下痢、腸蠕動音など） ❷食事摂取量と内容、食欲の有無 ❸食欲に対する意識、食習慣、嗜好品 ❹身長、体重の増減、体脂肪、腹囲 ❺その他の身体状態 ●皮膚の弾力性、血管の弾力性、脱毛、爪の状態など ❻1日の活動量 ❼経済的な問題の有無 ❽心理的な問題の有無 ❾疾患による影響の有無（消化器系疾患、代謝系疾患など）	❶❷❸❹❻患者の栄養摂取に関して、原因や援助の糸口となる状態把握のために重要なデータとなる。 ❺栄養状態により、消化器系以外に全身に影響を及ぼすため、観察が必要となる。 ❼経済的問題により、必要な栄養素をとれない状況の場合がある。 ❽摂食障害や精神的不安など、心理的要素が影響する場合がある。 ❾患者の基礎疾患による影響が考えられる。

看護計画	根拠
C-P ケア計画 ❶必要時に体重測定を行う。 ❷患者が摂取可能な食品の選択、食事形態、調理法の工夫を行う。 ❸患者が経口摂取できない場合は、経管栄養によって栄養管理を行う。 ❹患者の摂取状況に応じて、食事量、食事回数、食事時間を設定する。 ❺食事時の体位の工夫や自助具を選択する。 ❻必要時、口腔ケアを行う。 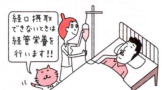	❶体重の変化によって患者の状態を把握できるが、体重のことばかりを重く扱うとかえって逆効果になる場合があるので、その頻度は患者に合わせて決定する。 ❷できるだけ患者に合わせて工夫できるように、看護職だけでなく、医師、栄養士、調理師との連携・調整が必要である。 ❸経管栄養の場合、内容だけではなく、医療事故が起こらないように安全・安楽に注意する必要がある。 ❹❺体位を工夫したり、適切な自助具を選択することで、患者が自分で食べることができるようになることもある。 ❻口腔内の汚染は、食欲を低下させる要因になることがあるので、口腔ケアを行い清潔を保つ必要がある。
E-P 教育計画 ❶1日に必要なカロリー量を決定し、なぜその量が必要なのか理解するように説明する。 ❷経口摂取できる場合、摂取量を正確に報告するように説明する。 ❸経口摂取できない場合、経管栄養法について説明し、必要性や患者・家族が管理する場合は適切な管理方法を理解してもらう。 ❹患者や家族に社会資源の活用について情報提供する。	❶患者によっては、生命を維持するための最低限のカロリーさえもとれない場合がある。 ❷摂取量の正確な把握が大事である。 ❸患者や家族が管理する場合に、適切な方法を理解してもらわないと、事故につながったり、栄養不足に陥ることがある。 ❹経済的な問題や在宅介護の問題などは、社会資源の利用で解決できる場合がある。

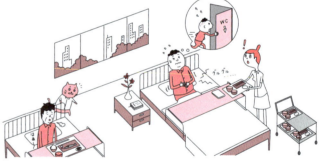

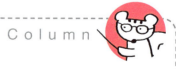

Column 「体内の内部環境の恒常性を維持する」とは？

　内部環境とは、C.ベルナールがはじめて提唱した考えで、生物には2つの環境がある、すなわち人を外から包む外部環境と、その活動を内側から支える体液部分を指す内部環境であるといっています。

　また、W.B.キャノンが提唱した恒常性の保持（ホメオスタシス）は、体内の内部環境がほぼ一定に保たれていることを意味しています。この恒常性を保持することが、人間が生命を維持するためには重要なことであり、そのためにも栄養摂取消費バランスを保つことが内部環境の恒常性維持につながります。生理学を勉強すると看護診断の意味もまた深くなりますね。

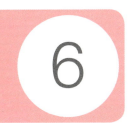

6 肥満／過体重

安藤敬子

どんなときに挙げる診断？（診断の意味）

「過体重」は、「体脂肪の蓄積が、年齢別・性別による標準値と比べて、異常もしくは過剰な状態」であり、「肥満」は、「体脂肪の蓄積が、年齢別・性別による標準値と比べて異常もしくは過剰で、過体重を上回る状態」と定義されています。診断指標は以下に示します（表1）。

関連因子では必要な量以上の栄養摂取が起こる場合を説明しています。

- 活動量に対する過剰な栄養摂取量
- 加齢に伴う基礎代謝の低下を無視した、必要量以上のエネルギー摂取
- 適切な栄養摂取パターンの乱れ（生活習慣や食事摂取パターンが適切ではない）
- 認知機能の低下や障害、過食などの不適切なストレスコーピングによる栄養摂取量過剰
- 視床下部の障害による満腹中枢の機能低下による栄養摂取量過剰

表1 「過体重」と「肥満」の診断指標

	過体重	肥満
成人	BMI値25以上	BMI値30以上
小児 2〜18歳	BMIパーセンタイル85以上で95未満、あるいはBMI値25以上	BMI値30以上、あるいは性別・年齢別の標準値の95パーセンタイル以上
小児 2歳未満	対身長体重比95パーセンタイル以上	小児2歳未満にはこの診断を使用しない

※診断名「栄養摂取消費バランス異常：必要量以上」は、『NANDA-I 看護診断 定義と分類 2015-2017』より、「肥満」「過体重」の新しい診断名に置き換わりました。

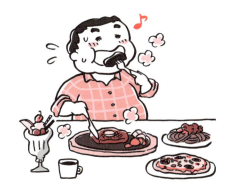

表2 肥満度分類（日本肥満学会）

BMI(kg/m^2)	
低体重	<18.5
普通体重	18.5≦〜<25
肥満（1度）	25≦〜<30
肥満（2度）	30≦〜<35
肥満（3度）	35≦〜<40
肥満（4度）	40≦

BMI(体格指数) = $\dfrac{体重(kg)}{身長(m) \times 身長(m)}$

表3 メタボリックシンドロームの診断基準

1. 内臓脂肪の蓄積	● **腹囲（臍周囲）**：男性85cm以上、女性90cm以上
2. 上記1に加えて、右記のうち2つ以上当てはまればメタボリックシンドロームと診断	● **脂質異常**：中性脂肪150mg/dL以上または／かつHDLコレステロール40mg/dL未満 ● **高血圧**：最高（収縮期）血圧130mmHg以上または／かつ最低（拡張期）血圧85mmHg以上 ● **高血糖**：空腹時血糖110mg/dL以上

標準看護計画

期待される結果（看護目標）
● 消費栄養と摂取栄養のバランスをとることができ、BMI 値が 25 未満になる。

看護計画	根拠
O-P 観察計画 ❶ 栄養摂取量 ❷ 摂取栄養の内容 ❸ 基礎代謝 ❹ 運動量 ❺ 食習慣や生活パターン ❻ 嗜好品（飲酒の習慣） ❼ ライフスタイル ❽ ストレスコーピングの方法 ❾ 患者の食事や活動に関する考え ❿ 認知機能および精神状態 ⓫ 遺伝疾患の有無 ⓬ 体重、BMI、腹囲 ⓭ 血液検査データ ● 血糖値、TC、TG、HDL コレステロール、LDL コレステロールなど	❶❹ 運動や活動によってエネルギーは消費される。そのため、消費エネルギーと基礎代謝の和と摂取エネルギーの比較をする。 ❷ 炭水化物、脂質、タンパク質、ミネラルなどバランスについて把握する。 ❸ 基礎代謝は、生命活動を維持するために必要なエネルギーである。多くは脳や筋肉、肝臓などで消費されており、成人でおよそ 1,200〜1,500kcal/日ほどである。年齢や性別によって基礎代謝は異なる。また体温の上昇、咳嗽や呼吸回数の増加によって上昇する。 ❺❻❼ ライフスタイルや食事に対する考え方、食事習慣（例えば欠食や間食など）を把握する。砂糖や脂質の過剰摂取、夜遅くまたは睡眠前の食事やおやつ摂取などの習慣は肥満との関連がある。飲酒の習慣がある人は、アルコールのカロリーが高いことに加え、深夜に多量に食べてしまうことがある。また、夜遅くまで仕事をしている人や生活時間が乱れている人などは、身体に備わるサーカディアンリズムが乱れる。そのため、ホルモン分泌や自律神経の変調に伴い、過食になったり肥満になったりする。さらに、過食によるインスリン分泌に伴う低血糖から起こる食欲増進もある。食事や飲酒に関しては、家族による影響や生活習慣、その人の社会的背景による影響もあるので幅広い情報収集が必要である。 ❽ ストレスコーピングとして、過食または糖質や脂質の高いものを必要以上に摂取する方法をとっていることもある。 ❾ 体を使う仕事をしているのだから、たくさん食べないといけないなどの間違った認識をもっていることがある。E-P にも挙げて、正しい知識をもち、適正量に戻すよう努力してもらう。 ❿ 精神的な不安定さや認知機能の障害があることで、食事をしたことを忘れたり、睡眠不足による認知、思考能力の低下で際限なく食物を欲することがある。 ⓫ 遺伝疾患として、基礎代謝が低いプラダー・ウィリー症候群や肥満遺伝子による肥満がある。医学的な治療や健康的な生活習慣を身につける必要がある。 ⓬ 簡単に肥満度を計算する方法であり、身体の変化を知ることができる。日本肥満学会の分類では、BMI が 25 以上で肥満と判断される（**P.39表2**）。腹囲は諸条件と合わせてメタボリックシンドロームの診断基準（**P.39表3**）となる。 ⓭ 特に脂質の検査データが重要である。また、長期間、摂取過剰の状態が続くと、ほかの疾患を伴う可能性がある（例えば糖尿病や脂質異常症など）ので、それらについてもフィジカルアセスメントを行う必要がある。

看護計画	根拠
C-P ケア計画 ❶栄養の調整を行う。 ❷運動習慣をつくる。 ❸考え方やライフスタイルの変容について検討する。 ❹1日の摂取内容や量、体重などを表にする。	❶必要があれば、カロリー制限食にする。また、規則正しい食事の時間を決める。 ❷過体重の人やすでに肥満や動脈硬化による症状がある人の場合、心臓や筋肉、関節に問題をきたすこともあるので、主治医とよく相談して始める。継続できるように支援する。 ❸自ら行動できるように支援する。 ❹1日の栄養摂取、消費量、体重の値を記録することにより、自身で行動を振り返ることができる。また、看護師が専門的な立場からアドバイスできる。
E-P 教育計画 ❶ゆっくり食事し、咀嚼回数を増やすように説明する。 ❷バランスのとれた栄養摂取の必要性について説明する。 ❸間違った知識について改善する具体的な方法を説明する。 ❹規則正しい生活の重要性について説明する。	❶満腹中枢は食事開始20分で刺激を受け、満腹感を感じる。また、唾液の分泌を促すため、ゆっくり時間をかけ、咀嚼回数を増やす。満腹中枢の刺激は、血糖値などの血液成分と咀嚼による刺激である。 ❷過食が過食をまねくこと、また、偏った食事がないように説明する。 ❸❹食習慣や嗜好品などの栄養摂取量過剰になる原因について、正しい知識と行動を説明する。また、生活や嗜好などを把握し、具体的に行動変容できるように一緒に考える。必要に応じて家族も対象にして説明する。

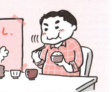

ゆっくり時間をかけて咀嚼し、満腹中枢を刺激しましょう。

Column

過体重と肥満の関連因子に「睡眠障害」または「短時間睡眠」があるのはなぜ？

　過体重と睡眠が関連するのはなぜでしょうか。人間には、概日リズム（サーカディアンリズム）という機能があり、睡眠パターンやホルモンの分泌などをコントロールしています。睡眠中には、成長ホルモンによる細胞レベルの修復が行われていますが、睡眠時間が不十分だとホルモンの分泌が低下してしまいます。また、食欲増進のホルモンである「グレリン」の分泌を増加させ、脂肪の貯蔵と代謝をコントロールする「レプチン」の分泌を低下させることが報告されています。さらに、生活行動として覚醒時間が長くなると食事をする機会が増えることや、睡眠不足によって運動をしたいという気持ちにもなりません。そのため、肥満になると考えられています。

　理想的な睡眠時間は、個人差はあっても1日7時間程度といわれています。しかし、日本人の睡眠時間はほかの国々と比較しても短く、4時間程度の睡眠をとっている人も少なくはないという報告があります。

7 嚥下障害

穴井めぐみ

どんなときに挙げる診断？（診断の意味）

「嚥下障害」は、「嚥下メカニズムの機能の異常で、口腔・咽頭・食道の構造や機能の欠損を伴う状態」と定義されています。

表1と以下のような状態で挙げることが多いでしょう。

- 水飲みテストなどで異常がある
- 筋・神経の障害、脳血管障害、口腔・咽頭・食道に構造的・機能的な障害がある

表1　嚥下の各期の障害

口腔期の障害	飲み込む前にむせる・咳き込む、食物が口からこぼれる、口唇閉鎖不全、鼻への逆流、よだれ、唾液分泌過多、口腔から咽頭への食塊の進入が速すぎる、頬の内側に食物が貯留、長い食事時間で少しの摂取、舌で食塊を形成できない、十分に噛めないなど
咽頭期の障害	ゴロゴロのどを鳴らすような音、鼻への逆流、喉頭挙上不十分、複数回嚥下、嚥下遅延、原因不明の発熱など
食道期の障害	むせる、嚥下痛、胸やけ、頭部の過伸展、何度も飲み込もうとする、胃内容を含むげっぷ、食事前後に起こる原因不明の焦燥感、夜間覚醒、夜間の咳嗽、吐血、嘔吐など

標準看護計画

期待される結果（看護目標）

- 指示された間接訓練や直接訓練を行うことができる。
- 口腔内や咽頭、喉頭の食物残渣が少なくなる。
- 嚥下前・嚥下中・嚥下後のむせる回数が少なくなる。
- 口唇音（パ・マ）・舌尖音（タ・ラ）・奥舌音（カ・ガ）が明瞭になる。
- 頸部の回旋や側屈ができる。
- 食事時間が短縮される。
- 食事への満足感が得られる。

看護計画	根拠
O-P　観察計画 ❶摂食嚥下のプロセスを意識して観察を行う（P.45図1）。 ●先行期：意識・認知レベル、意欲 ●準備期：歯・義歯の状態、顎関節・頬筋・口唇・舌などの運動・知覚、咽頭の知覚、額のしわ・眼瞼裂・鼻唇溝・口角の対称性、口に運ぶまでの協調運動 ●口腔期：舌偏位、唾液量、口唇開閉、舌の運動・知覚、口腔内食物残渣、構音障害 ●咽頭期：嚥下反射、軟口蓋・咽頭・喉頭・声帯の運動・知覚、よだれ、唾液嚥下状態、唾液吸引の有無、咽頭の唾液・食物貯留（頸部聴診、湿性嗄声聴取）、夜間の咳嗽、なかなか飲み込	❶❷❽摂食嚥下のプロセスに応じて情報を整理することで嚥下障害の程度をアセスメントする。程度の変化がリハビリテーションの評価となる。 ❸❹❺❻❼❽❾❿嚥下機能低下に影響を与えている背景を明確にして排除できることは排除する。 ❸形態的異常、機能的異常、誤嚥、残留などを明らかにしたうえで、食物や体位、摂食方法などを調整することで、安全に嚥下し、誤嚥や咽頭残留を減少させる方法を探す。 ●嚥下造影検査（VF）：バリウムを嚥下させて、そのときの舌、咽頭、食道などの動きをX線で観察する。嚥下機能の診断、安全に飲み込める食事形態（ゼリー類、粥など）の決定、安全に飲み込める姿勢の決定、誤嚥を防ぐための嚥下方法の確認、不顕性誤嚥の発見、リハビリテーション手技の適応決定が可能に

看護計画	根拠

O-P 観察計画

めない、むせ、むせたときの頸部体幹の体位、嚥下困難感、鼻からの逆流、食物の残留感、むせる食品・食形態
- 食道期：逆流、胸やけ、つかえ感、食事中・食後の体位
- 不顕性誤嚥（咳嗽反射が低下するとむせが起こりにくく、夜間などに唾液や逆流した胃液をむせることなく誤嚥する）
- 口唇音（パ・マ）・舌尖音（タ・ラ）・奥舌音（カ・ガ）の不明瞭
② 代償手段の有無：顎を上げて送り込む、2度飲み込み、嚥下後の咳払い
③ 検査結果：嚥下造影検査（VF）、内視鏡検査、改訂水飲みテスト（**表2**）、反復唾液嚥下テスト（RSST）、呼吸機能検査
④ 口腔ケアの不良（汚れ）
⑤ 食事環境（食台、椅子、スプーン・食器類含む）、食事時の姿勢、食事形態・内容、食事量・一口量、食事介助方法
⑥ 嚥下機能に影響する薬剤の使用
⑦ 気管切開・気管切開カニューレ・経管栄養カテーテルの有無
⑧ 上下肢・体幹・頸部の可動域、ADL、睡眠、排便
⑨ バイタルサイン：血圧、脈拍、体温、呼吸
⑩ 食事時間、疲労感、嗜好の変化
⑪ 栄養状態・脱水の有無：血液検査データ（TP、Alb、RBC、Hb）、水分出納（水分摂取量、輸液量、尿量、便、皮膚・粘膜の乾燥、尿量減少）、血液検査データ（BUN、尿酸値、血清ナトリウム・カリウム）
⑫ 体重減少、BMI
⑬ 誤嚥性肺炎の症状：むせ、発熱、咳・痰、SpO₂低下、チアノーゼ、異常呼吸音など呼吸器症状、炎症所見、繰り返す誤嚥
⑭ 嚥下障害への受容状態、食事への思い、リハビリテーションへの参加状況

根拠（O-P）

なる。
- 内視鏡検査：内視鏡によって観察する。器質的な変化や声門の動き、梨状窩・喉頭蓋谷などの貯留物の有無などが確認できる。
- 反復唾液嚥下テスト（RSST）：示指で舌骨を、中指で甲状軟骨を触知した状態で空嚥下を30秒間に何回できるかを観察する。中指が甲状軟骨を十分に乗り越えた場合のみ1回とする。3回/30秒以下を陽性とする。
⑪⑫ 嚥下障害によって二次的な障害をきたしていないかをアセスメントする。栄養状態の低下や脱水は感染や褥瘡の要因であり、病状の悪化につながる。唾液の嚥下ができないと24時間を通して唾液を口腔外へ排出する必要があり夜間不眠をまねくことがある。
- 頸部聴診：頸部で呼吸音・嚥下音を聴診し、唾液の貯留があれば、ゴロゴロとした音（湿性嗄声）や液体が振動する音が聴診できる。
- 構音障害があるときには咀嚼・送り込み障害を疑う。口唇音は口唇閉鎖、舌尖音は舌尖固定、奥舌音は奥舌の持ち上げを要するので、嚥下障害があると不明瞭になる。
⑬ 誤嚥を早期発見する。
⑭ 障害の受容を助け、回復への意欲を促進するため、心理的状況を把握する。

表2　改訂水飲みテスト
- 冷水3mLを口腔底に注ぎ嚥下をする。嚥下後、反復嚥下を2回する。
- 評価基準が4点以上なら最大2回繰り返し、最も悪い場合を評点とする。

【評価基準】

1	嚥下なし、むせる and/or 呼吸切迫
2	嚥下あり、呼吸切迫（silent aspiration：不顕性誤嚥の疑い）
3	嚥下あり、呼吸良好、むせる and/or 湿性嗄声
4	嚥下あり、呼吸良好、むせない
5	4に加え、反復嚥下が30秒以内に2回可能

C-P ケア計画

① 食前・後に口腔ケアを行う。直接訓練開始前には4回/日、開始後には訓練前後に行う。
② 唾液嚥下不可の場合は、唾液や咽頭内の分泌物を1〜2時間ごとに口腔・鼻腔内吸引する。
- 唾液の誤嚥を最小にするために健側を下にする。

根拠（C-P）

① 口腔内細菌による肺炎を予防する。口腔ケア自体が口腔内のマッサージ・ストレッチの効果となる。
② まったく嚥下反射が起こらない場合はほとんど全部誤嚥するか残留するので、唾液が気道に流入しないようにする。
③ 栄養低下によって感染や褥瘡が発生しやすくなるので、経口摂取不十分な場合はほかの方法を考慮する。

看護診断 ⑦ 嚥下障害

看護計画	根拠

●仰臥位では頭部を15～30度挙上して頸部を患側に回旋し（患側の通路を狭くして健側に唾液などを通す）、唾液を口腔外に出す。
●側臥位では健側を下にした体位（重力によって唾液が健側を通過し嚥下しやすくなる）にし、唾液を口腔外に出す。
●口腔外に流出した唾液はタオルで受ける。
❸必要栄養量の確保、水分出納の管理、睡眠・便通の調整
❹障害に応じた心理的支援を行い、心配や不安があれば励まし、自己効力感が上がるように支援する（ともに喜ぶ）。
●気分転換活動を図る。
●構音障害を伴い言語的表出が困難な場合もあるので、非言語的コミュニケーションも利用する。
❺医師や言語聴覚士とともにベッドサイドでの訓練計画を実施する。

❹苦痛に寄り添い、意欲を引き出す。
❺他職種と連携を密にし段階的に目標を設定して進める。

C-P ケア計画

【間接訓練】
1. 自動でできない場合は他動運動を口腔ケア時に行う。患者の表情を見ながら苦痛な表情をきたさないようにゆっくり安全に行う（感染予防のためにディスポーザブル手袋着用）。
2. 頸部・体幹ストレッチ、顔面・口唇・顎の運動、顔面・頸部・咽頭のアイスマッサージ、腹筋運動、呼吸訓練、発声訓練などを組み合わせる。

【直接訓練】
1. 食物を口に含むたびに嚥下し終わるまで嚥下することに集中するように説明する。
2. 誤嚥・窒息に備えて吸引器をベッドサイドに準備し、窒息時は食物を排除する（手で掻き出す、ハイムリック法、吸引）。
3. 覚醒を確認する。
4. 食事形態・食器類（**P.129図1**）を選択する。
5. 体位を整える（まっすぐに座り、頸部軽度屈曲）。

【間接訓練】
「食物」を用いない基礎的な訓練で各器官の運動・筋群の運動、感覚向上を目的とする。誤嚥性肺炎の予防、廃用性機能低下の予防に役立つ。

【直接訓練】
食物を用いて行う訓練で「食べること」で摂食嚥下の向上を図る。急性期は廃用性の嚥下機能低下の予防が目的なので、口唇や舌の可動域が維持されているかをみる。
〈開始基準〉
●意識障害がなく、バイタルサインが安定している。
●嚥下反射があり、咳嗽ができる。
●リスク管理ができている（気道を閉塞し窒息や無気肺が起こる危険に備える）。

❻食事に集中できる静かな落ち着いた環境の整備（テレビ、ラジオは消し、指導の言葉以外は刺激を与えない）
❼一口量の調整、嚥下法の工夫
❽食後は胃内容逆流防止のため1～2時間は座位かベッド頭部挙上
❾水分摂取は嚥下造影検査（VF）で確認された

❻注意が散漫になると食事に集中できず、誤嚥を引き起こすおそれがある。
❼一度に食事摂取をしようとすると誤嚥につながる。
❽食後すぐに臥位になると、食物が逆流して誤嚥する危険性がある。
❾液体にとろみ剤を混入するとゲル状になり、飲み込みやすくなる。

看護計画	根拠
C-P ケア計画 粘度で調整し、水分を準備する。 ⑩舌、顔面麻痺がある場合は健側に食塊を入れる。 ⑪不顕性誤嚥に注意する。 ⑫随意的咳、空嚥下を促す。 ⑬必要に応じて、上肢の関節可動域訓練やADL拡大訓練、言語訓練なども同時に行う。 ※食事介助については「誤嚥リスク状態」の項（P.126）を参照。	⑩健側からだと口唇閉鎖不全や舌運動の低下により、誤嚥の可能性がある。 ⑪むせがないため誤嚥しているのに気がつかないまま誤嚥物が深部に達し重症化することがある。 ⑫咽頭に残っている可能性のある食塊の嚥下や排出を促し誤嚥を予防する。 ⑬ほかの訓練と同時進行により、姿勢、食事動作、声帯閉鎖など改善が期待できる。
E-P 教育計画 ❶嚥下障害に応じた訓練の目的・方法・必要性を説明する。 ❷代償的嚥下訓練を説明する。 ❸誤嚥・窒息などの危険性を患者・家族に説明し、対処方法を説明する。	❶❷❸患者が訓練を継続することができるように理解を深め、家族の協力・支援が得られることが望ましい。また、症状悪化につながる誤嚥、窒息を防ぐための方法も指導する。

図1 摂食嚥下のプロセスと援助のポイント

❶先行期

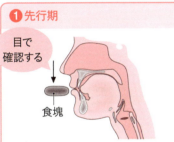

食物を確認し、摂食の準備をする。

援助のポイント 献立、盛りつけを工夫し、見た目にもおいしく、香りもよくして食事を促す。

❷準備期

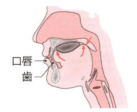

食物を咀嚼し、飲み込みやすい食塊にする。

援助のポイント パサパサ、バラバラした食材（ひき肉など）は食塊をつくりにくいため、とろみをつける。

❸口腔期（嚥下の第1期）

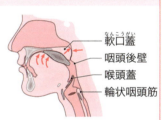

食塊を舌の動きにより口の奥へ移動させる。鼻腔と咽頭が遮断される。

援助のポイント 口唇や舌、頬がよく動くように訓練する。

❹咽頭期（嚥下の第2期）

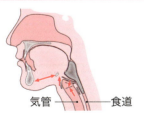

嚥下により食塊が咽頭から食道へ送り込まれる。喉頭は挙上し喉頭蓋が閉鎖する。

援助のポイント 咳やむせ込みはないか、きちんと飲み込んでいるか、口の中を確認する。

❺食道期（嚥下の第3期）

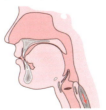

食道に入った食塊が胃に運ばれる。上部食道括約筋が閉鎖する。

援助のポイント 食事中は体位を挙上または座位にすることで嚥下運動を助ける。

どのプロセスに障害があるかまずは確認しよう

8 血糖不安定リスク状態

坂田扶実子

どんなときに挙げる診断？（診断の意味）

「血糖不安定リスク状態」の定義は、「**血糖値が正常範囲から変動しやすく、健康を損なうおそれのある状態**」です。血糖値は身体的要因だけでなく、心理的・社会的要因によっても変動する可能性があります。

以下のような状態で挙げることが多いでしょう。
- 糖尿病の治療の初期段階やインスリン治療導入時期
- 膵臓のはたらきに障害が生じている場合
- 妊娠によりインスリン抵抗性が増大している場合

標準看護計画

期待される結果（看護目標）
- 血糖値が安定する。
- 日常生活の注意点を守り血糖値が安定する。
- 低血糖、高血糖高浸透圧症候群による昏睡が生じない。
- 血糖コントロールが不安定なことによる合併症がみられない。

看護計画	根拠
O-P 観察計画 ❶血糖コントロール状態 ●食事摂取状況（1日に必要な摂取カロリーと摂取カロリー） ●血糖値（空腹時・食後2時間） ●HbA1c ●ケトン体 ❷高血糖の自覚症状と程度 ●倦怠感・口渇・体重減少などの身体的症状の有無と程度 ❸低血糖の自覚症状と程度 ●冷汗・動悸・手足の振戦・空腹感・頻脈などの身体的症状の有無と程度 ●イライラ感、不機嫌などの精神的症状の有無と程度 ❹意識障害（昏睡）の有無 ❺血糖コントロール不良の原因 ●急激な食事量の減少・増加 ●急激なストレス ●腫瘍や外科的療法の影響	❶❻まずは現在の血糖コントロール状況を把握する。摂取カロリーと必要カロリーを把握し、摂取エネルギーがとれているか把握する。急激な高血糖や低血糖時の症状の把握を行い、十分な食事療法や薬物療法、運動療法が行われているかを把握する。 ❷❸❹糖代謝異常の判定は、①早朝空腹時血糖値 126mg/dL 以上、②75gOGTT 2時間値 200mg/dL 以上、③随時血糖値* 200mg/dL 以上、④HbA1c 6.5％以上の①〜④のいずれかが確認された場合は「糖尿病型」と判定される。⑤早朝空腹時血糖値 110mg/dL 未満、および、⑥75gOGTT 2時間値 140mg/dL 未満が確認された場合には「正常型」と判定され、「糖尿病型」「正常型」のいずれにも属さない場合は、「境界型」と判定される。 ●高血糖糖尿病ケトアシドーシス（DKA）の場合は、高血糖（250〜1,000mg/dL）となり、インスリン治療の中断や感染、ストレスなどが誘因となる。また、前駆症状として、激しい口渇や多飲、多尿、腹痛などがみられる。脱水状態となり、クスマウル大呼吸、過呼吸がみられ、血圧の低下、血中ケトン体の高度上昇、意識障害がみられる。 ●高齢者の著しい高血糖の場合は、高血糖高浸透圧症候群（HHS）のことが多く、高浸透圧を特徴とし、意識障害やけい

看護計画	根拠
O-P 観察計画 ●感染症の有無・程度 ●シックデイ（発熱、下痢や嘔吐、食欲不振で食事がとれていないなど） ●妊娠 ❻治療内容とその効果 ●インスリン療法 ●薬物療法（経口血糖降下薬や副腎皮質ステロイド薬など） ●運動療法 ❼日常生活状況 ●日常生活活動量や生活強度 ●生活習慣の変化やストレス ❽血糖コントロールに対する患者・家族の反応（家族の理解とその協力の程度など）	れんなどをきたす。血糖値が 600 〜 1,500mg/dL と高度に上昇し、呼吸はほぼ正常であり、脱水や下痢、感染やストレスが誘因となる場合がある。 ●高血糖症状は低血糖症状との鑑別が必要である。低血糖の原因として、過剰な血糖降下薬の服用や過剰なインスリン製剤、少なすぎる食事や、激しい運動などがある。症状として、頻脈、冷汗、振戦、顔面蒼白、けいれん、頭痛、意識障害などがあるため、血糖値の測定により、高血糖症状と鑑別する。 ❺急激なストレスや身体状況の変化によって食事摂取の減少や増加が生じ、血糖コントロールの乱れが予想される。また、膵臓腫瘍などによる膵実質への影響や肝機能の変化によるインスリン分泌や糖代謝への影響などによっても血糖コントロールが不安定になる可能性があるため、血糖コントロール不良の原因を明らかにする必要がある。外科的療法により血糖コントロールが不安定な場合は一時的なものなのか、継続的なものなのかも明らかにして血糖値モニタリングを継続していく。 ❼❽日常生活活動量や生活強度の変化、また、生活習慣の変化によるストレスなども血糖コントロールが不安定になる原因になるので、家族を含めた周囲の協力体制も重要となってくる。
C-P ケア計画 ❶治療内容の確認とその治療の理解への支援 ●食事療法（必要摂取カロリー） ●運動療法（指示された消費カロリーと運動量） ●薬物療法（経口薬、インスリン療法） ❷自己血糖測定の手技の確認 ❸インスリン自己注射の手技の確認 ❹症状改善のための治療・処置の援助 ●輸液管理、インスリン投与 ❺日常生活援助	❶医師の指示に沿って指示された治療内容を確認し、食事療法、運動療法、薬物療法が適正に行われているかを確認する。 ❷❸適切な自己管理が行われていないために十分な血糖値モニタリングがなされていない場合は手技の確認を行う必要がある。 ❹急性合併症を併発している場合には意識障害や症状の出現により緊急に処置を行う必要がある。また、高血糖の場合には電解質の補正および慎重なインスリン投与が必要となるため、医師の指示に従い輸液管理やインスリン投与を行う。 ❺急激な高血糖の場合、意識レベルの低下や感染症の発症を伴うため日常生活動作に援助が必要となる。特に高血糖の場合易感染状態であるため注意が必要である。
E-P 教育計画 ❶血糖コントロール不良の原因についての説明を行う。 ❷自己管理の指導についての説明を行う。 ❸家族や周囲の協力を依頼、必要時には社会資源の提供を提案する。	❶❷血糖コントロール不良の原因を明らかにすることで、低血糖や高血糖状態の合併症についての知識の確認とともに、症状出現時の対処法や重篤な状況にならないように自己管理ができるよう自己効力感を高め支援を行う。また、自己管理を継続することが重要であり、血糖コントロールのための自己管理がストレス因子とならないよう精神状況を確認しながら指導する。 ❸良好な血糖コントロールのためには、自己管理が重要ではあるが、食事療法や薬物療法には周囲の理解と協力が必要不可欠であるため、周囲への協力依頼ができる体制づくりも看護の重要な役割である。

＊食事と採血時間との時間関係を問わないで測定した血糖値のこと。糖負荷後の血糖値は除く。

9 体液量不足リスク状態

姫野深雪

どんなときに挙げる診断？（診断の意味）

「体液量不足リスク状態」とは、「血管内液、組織間液、細胞内液のすべて、またいずれかが減少しやすく、健康を損なうおそれのある状態」と定義されています。この定義から、注意をもって使用する必要があります。

定義にある血管内液の減少とは、「出血」の可能性も考えられ、その場合「出血リスク状態」の定義と一致します。また、ほかの体液の減少に電解質の変化を伴う場合、「電解質平衡異常リスク状態」の定義と一致します。さらに、脱水に対して患者自身が、前向きに対処しようとする姿勢がある場合、「体液量平衡促進準備状態」の定義と一致することがあります。

以下のような状態で挙げることが多いでしょう。

- 多量あるいは頻回な下痢や嘔吐はあるが、電解質異常がない
- 口渇、口唇乾燥、皮膚の緊張は良好だが、今後脱水が進行する可能性がある
- 水分の経口摂取や点滴による補液が行われていても、水分出納バランスがマイナスバランスに傾いている
- 患者が高齢あるいは乳幼児で、口渇などの体液量不足の自覚が乏しい、あるいは訴えることが困難
- ADL が低下し、自分で水分を準備あるいは飲水できない
- 基礎代謝亢進の疾患に罹患しており、薬剤コントロールが十分でない
- 治療によって口腔内炎症が強く、飲水が困難である
- 治療薬（利尿薬）の副作用が強く疑われる場合

標準看護計画

期待される結果（看護目標）

体液量を維持および補正できる看護の方向性から考える。
- 十分な水分摂取ができる。
- 確実に水分補正の治療あるいはケアを受けることができ、水分出納バランスを整えることができる。
- 自ら、必要と思われる水分量を確保する行動をとることができる。

看護計画	根拠
O-P 観察計画 ❶身長、体重、バイタルサイン ❷1日の排泄量（排尿・排便） ❸発汗の程度、皮膚の緊張の程度 ❹1日の水分摂取量（飲食含む）、1日の輸液量 ❺消化器疾患、心疾患、腎機能障害の有無と程度（特に腎機能、BUN、クレアチニン）	❶❷❸❹観察することにより、患者にとっての必要な水分量と患者の体内の水分出納バランスを把握することができる。重要なのが、正常な身体の水分状態との比較である。 ❺水分を体内に取り入れ、循環し、体外に排泄する機能に障害がないかを確認する。心疾患と腎機能疾患は水分補給に大きく影響し、不良の場合は心不全などを引き起こすきっかけとなる

看護計画	根拠
O-P 観察計画 ❻水分欠乏の自覚症状（口渇、倦怠感、脱力感、立ちくらみ） ❼悪心・嘔吐の有無 ❽利尿薬および副作用に利尿効果がある薬剤の使用の有無 ❾ADL（特に飲水行動と排泄行為に関する身体の動き） ❿患者自身の飲水に関する考えと飲水行動をサポートしてくれる人の有無 ⓫血液検査データ ● RBC、Hb、Ht、Na、K、Cl、Ca、血糖	ため、積極的な水分補給はしない。 ❻口渇は、体重の2％程度の水分喪失によりみられる自覚症状であるため、体液量不足のめやすになる。この段階の脱水は軽度であり、水分摂取を促すなどの適切な看護介入が行われれば、改善は早いと推測される。 ❽利尿薬を内服している場合、ほかの疾患の治療との関連があるため、水分摂取の制限に注意する。 ❾ADLは、患者の飲水行動や排泄行為を支える身体的問題の程度を確認する。 ❿ADLが低下している患者の場合、飲水行動を妨げている原因やサポートの状況を明らかにして、飲水行動を支援する必要がある。 ⓫電解質のデータが基準値から逸脱していないことが条件となるため必要な情報である（**P.50表1**）。
C-P ケア計画 ❶常温の水分摂取を促す。 ❷医師の指示により輸液療法を行う場合、流量などの輸液の管理を行う。 ❸口腔内環境を整えるため、含嗽、口腔ケアを行う。 ❹心身の安静を図り、不要な代謝亢進を防ぐ。 ❺更衣、寝具の調整を行い、不要な不感蒸泄や発汗を防ぐ。 ❻薬物療法の過剰投与がないか注意し、現疾患の治療が適切に行われるように支援する。 ❼代謝亢進による発汗などがある場合、患者の倦怠感に留意し、身体の清潔ケアを行う。 ❽口唇と皮膚は乾燥予防のため保湿する。 ❾経時的に水分出納バランスのチェック（**P.50図1**）、体重測定を行う。 ❿患者のADLに応じて飲水、排泄介助を行う。 ⓫臭気などがない、清潔で安全・安楽な環境に整える。 ⓬患者の思いや訴えを傾聴し受け止め、日常生活援助に活用する。	❶体内での水分の減少が予測されるため、第一優先として水分の補給に努めることが、重要である。 ❷❾輸液療法は、水分の経口摂取困難や不十分の場合に行われる。よって、輸液療法は、直接患者の循環状態に影響するため流量や副作用に注意して行う。さらに、輸液療法が適切に行われれば、循環血液量の増加から尿量増加という水分不足が改善される。そのため、経時的に尿量測定、水分出納バランスのチェックを行う必要がある。しかし、多量の水分補給によって循環器系に負荷がかかりすぎないように注意し、バランスを整えることが重要である。 ❸❼❽体液量不足が予想される患者は、体内の水分不足のため、口唇や粘膜の乾燥があり、亀裂など皮膚・粘膜損傷を起こしやすく、感染のリスクを高めてしまう。さらに、水分摂取や排泄行為に影響する。 ❹❺⓫代謝亢進によって水分不足が予想されるときには、嘔吐などを誘発しない清潔かつ精神的にも穏やかな環境の整備は、基礎代謝の亢進を抑制させて水分不足を抑えることにつながる。 ❻疾患による薬物療法を受けている場合、副作用として体液量不足リスクが生じることがある。この場合、過剰投与が問題となるため、薬物の血中濃度や副作用を観察し、医師と相談する必要がある。 ❿患者のADLの程度に応じて排泄行為などの援助を行うことは、高齢者などは頻尿が原因で飲水を控える傾向にあるため、効果的な水分摂取の促しになる。 ⓫疾患による体液量不足リスクは、精神的不安も影響するため、精神的ケアを行うとともに❼による看護介入の二次的効果としてリラックスや爽快感が得られるようはたらきかける。

看護診断❾ 体液量不足リスク状態

看護計画	根拠

E-P 教育計画

❶水分摂取の必要性と方法について、患者の飲水状況、嗜好をふまえて説明する。
❷自覚症状（口渇、倦怠感、眩暈など）について説明し、セルフモニタリングできるように指導する。
❸身体の清潔保持の目的とその方法（保湿の方法を含む）を日常生活の習慣をふまえて指導する。
❹現疾患の薬物療法の内服管理について指導する。

❶「体液量不足リスク状態」は、患者自身の水分摂取により改善できるため、水分摂取の目的や患者に適した方法を指導することが必要である。
❷❸❹水分不足の自覚症状や薬剤による副作用を理解することは、自己管理を促進させる。また、患者にできる清潔援助などを指導することで、患者の自己効力感を向上することにつながる。

表1　水分出納（イン・アウト）バランスの基準

イン（mL）		アウト（mL）	
飲水	1,300	尿	1,500
食物	900	便	100
代謝水 （体内の栄養物質が代謝されるときにできる）	300	不感蒸泄 （皮膚　300） （呼気　600）	900
計	2,500	計	2,500

図1　水分出納バランスのチェック（バランスシートの活用）
水・電解質の出納状態をチェックするために、バランスシートを有効に活用するとよい。

日付 出納 水・電解質	月　日　時　～　月　日　時						
	IN			OUT			
	飲水（食物含む）	輸液	その他	尿	便	発汗・不感蒸泄	その他
水分							
Na							
K							
Ca							
その他							

村山由起子：口渇・脱水．小田正枝編，プチナース BOOKS 症状別看護過程，照林社，東京，2014：87．より引用

10 体液量過剰

姫野深雪

どんなときに挙げる診断？（診断の意味）

「体液量過剰」とは、「**等張性体液の貯留が増加した状態**」と定義されており、リスク型看護診断ではなく、患者の身体に何らかの症状が出現し、患者自身に大きく影響を及ぼしている問題焦点型看護診断であるといえます。

ここで、体液量過剰の状態は、必要以上に細胞間隙に体液がたまった状態＝浮腫だといえます。しかし、定義と診断指標を照合すると、浮腫の原因により「体液量過剰」の看護診断を用いることができない場合があるといえ、注意して使用する必要があります。例えば、心疾患による浮腫が末梢に限局しているものであれば「非効果的末梢組織循環」の看護診断となり、手術の影響による乳がん術後のリンパ浮腫では「組織統合性障害」の看護診断の適応となるため、慎重に検討することが必要です。

以下のような状態で挙げることが多いでしょう。
- 心不全が進行して、循環ならびに呼吸状態が安定しない
- 心不全や肝不全ならびに全身の栄養状態が不良のため、全身に浮腫がある
- 肝不全が進行して、腹水の貯留により全身倦怠感が著明にある
- 心不全や肝不全の進行に伴い、水分出納バランスが崩れている

標準看護計画

期待される結果（看護目標）

体液量過剰による患者の苦痛が緩和される方向性から考える。
- 心不全あるいは肝不全による浮腫が軽減でき、楽に呼吸することができる。
- 活動時に浮腫による倦怠感の増強がなく過ごすことができる。
- 身体の水分出納バランスが整い、穏やかに過ごすことができる。

> 問題焦点型看護診断であることから、治療をふまえた症状緩和の看護が中心となります。よって、患者さんの受けている治療内容が看護計画に反映されるように立案しましょう

看護計画	根拠
O-P 観察計画 ❶バイタルサイン（SpO₂含む） ❷副雑音（湿性ラ音）の有無とその程度 ❸呼吸困難の有無とその程度＝息苦しさとして表現も可能 ❹不整脈（特に頻脈）とそれに伴う胸部不快感の有無	❶❷❸❹❺❻を観察することで、患者の体液量過剰による身体的負担を知ることができる。特に❷❸❹❺❻は、うっ血性心不全の有無と程度を知るために必要である。この観察項目により患者の体液量過剰による身体的負担の程度を把握するだけでなく、❼❽❿⓫を合わせて、薬液量や飲水量の決定など治療上の指標となる。

看護計画	根拠

O-P 観察計画

看護計画

❺頸静脈の怒張の有無とその程度、CVP（中心静脈圧）測定が可能な場合、CVP の値

❻喘鳴の有無とその程度

❼腹水貯留の有無とその程度（**図1**）

❽身体の水分出納バランス

❾四肢の末梢冷感の有無、浮腫の出現部位と程度（**図2**）

❿胸部・腹部 X 線写真

⓫血液検査データ（特に AST、ALT、TP、Alb、Na、K、Cl、Ca）

⓬動脈血ガス分析データ

⓭使用薬剤の効果および副作用

根拠

❾浮腫が末梢に現れる場合、患者の活動性を妨げる原因になるだけでなく、末梢の冷感は、循環状態を表すため全身の体液量を把握するためにも必要である。また、末梢の浮腫や四肢冷感は、患者の活動によって増減するため、患者の活動も併せて観察する。

❿心不全、胸水や腹水貯留を確認することができ、経時的変化を観察することにより、患者の状態を把握する。

⓫胸水・腹水の貯留は、TP、特に Alb が著しく奪われて、低タンパク血症となる。低タンパク血症が改善されなければ、いっそう体液のバランスが崩れるため、注意して観察する必要がある。また、肝機能が悪化することにより、腹水貯留が増強する。さらに、肝機能やタンパク質だけでなく電解質の変化も確認して、❽を含めて考え体液の動きを推察する。

⓬うっ血性心不全による呼吸状態と代謝性アシドーシスの有無を把握する。

⓭体液量過剰の状態である患者の多くは、多剤薬剤を使用しての治療を受けており、患者の状況に応じて治療内容が変更される。そのため、患者に使用される薬剤の副作用（利尿薬）や薬剤に期待される効果をモニタリングして、適切に治療を受けることができるように支援する必要がある。

C-P ケア計画

看護計画

❶患者のケアを実施するとき、患者への負担を最小限度にするようケアを工夫する。

● 複数人でのケアや、準備を整えることで、時間を短縮する。

❷清潔ケアなど患者の状態が安定していることを確認して実施し、患者の変化に応じてケアを中止したり必要最小限のケアにとどめる。

❸息苦しさのある場合、セミファーラー位とし、クッションなどを用いて安楽な体位を工夫する。

❹症状によりセルフケアを満たせない、あるいは満たすことができない場合、清潔ケアなど日常生活を整える。

❺水分制限がある場合、1 日の飲水量が守れるように支援し、口渇の緩和と口腔内の清潔保持のために含嗽や口腔ケアを行う。

❻確実に治療を受けることができるように支援する。

● 点滴の流量や適切な酸素療法などの管理を行う。

❼清潔ケアなど日常生活援助を通じて 1 日の生活リズムを整える。

❽膀胱留置カテーテルなどが挿入されている場合、排尿バッグの取り扱いに注意するなど感染

根拠

❶体液量過剰である患者は、自分で身体を整えることが大変厳しい。そのため、清潔ケアなど患者に対する身体的負担は、患者の状態（特に、循環器系、呼吸器系）に大きく影響する。よって、患者の身体的負担を最小限度にすることを常に考えて、ケアすることが重要である。

❷ケアが、患者の状態（特に、循環器系、呼吸器系）に大きく影響する。そのため、患者の安全の確保のためには必要不可欠であり、その査定が困難な場合、複数の看護者や医師と連携してケアを実施することも検討する。

❸呼吸状態が安定することで患者の安全と安楽を確保する。さらに、浮腫を伴う場合、体位の工夫は褥瘡予防という目的も含むことになる。

❹体液量過剰の状態によって患者の活動制限がない場合、患者の自立を支援する目的でセルフケア行動を支援する。しかし、浮腫によって皮膚表面は脆弱化しているため、傷つけないように注意する必要がある。

❺水分制限は患者の治療目的であることも多い。血管内脱水を伴う場合、特に口渇を強く感じるため患者自身にがまんを強いることになり、制限を守れないこともある。また、水分がとれないことで口腔内乾燥から感染リスクを高めてしまうため、口腔内ケアは重要である。

❻適切な治療を受けられるように管理することで、患者の安全を確保する。

看護計画	根拠
C-P ケア計画 予防を行う。	❼体液量過剰が強いほど、患者の状態は不安定となる。その場合、患者のQOLの維持のためにも、看護師が患者の生活リズムをできる限り整える。 ❽患者の状態が不安定なほど、カテーテル挿入などによる患者の感染リスクは高まる。そのため、十分な感染予防対策は必要である。
E-P 教育計画 ❶治療上安静が必要な場合、安静の必要性を説明する。 ❷水分制限がある場合、制限を守ることができるように目的とその効果を説明し、がまんできない場合、必ず看護師に伝えるように指導する。 ❸息苦しさや腹部膨満などの自覚症状が出現あるいは増強したときには、看護師に伝えるように説明する。 ❹患者および家族に、療養上の疑問や気がかりなことがあったら遠慮なく、看護師に尋ねるように説明する。	❶❷体液量過剰であることは、水分制限や活動できないなど、拘束感やがまんを強いることがある。患者自身の尊厳を保つためにも患者と家族に対するていねいなかかわりは必要である。 ❸腹水貯留の自覚症状は、客観的に現れずとも患者自身感じることも多い。早期発見は、症状増悪を予防できるため、セルフモニタリングとして指導する。 ❹患者の病状や状態の変化は、患者と家族の精神的不安につながることも多い。そのため、ていねいなインフォームド・コンセントが必要である。

図1 腹水の観察方法

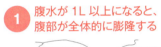
❶ 腹水が1L以上になると、腹部が全体的に膨隆する

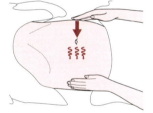
触診で波動が観察される（波動：片方の腹壁を打つと、反対側に波の動きが伝わる）。

❷ 腹水は、重力の影響を受けて下方に貯留する

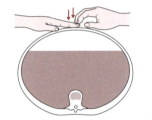
仰臥位で腹部を打診すると、上部は鼓音（太鼓が響くような音）、側腹部は濁音を呈する。

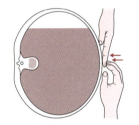
側臥位で腹部を打診すると、腹部で濁音を呈する。

図2 浮腫の観察方法

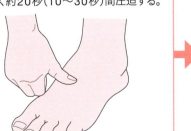
下腿の下1/3の脛骨前面または足背部を第1指か第2・3・4指をそろえて指の腹でやさしく約20秒（10～30秒）間圧迫する。

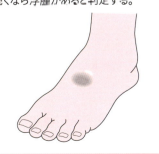
指を離したあとのへこみの程度を観察する。指を離してもそのままぼんでいる状態が続くなら浮腫があると判定する。

判断基準
- 脛骨前面で圧痕が観察されるなら1～1.5Lの浮腫があると判断される。
- 足背部、足外踝部に圧痕が観察されるなら3～4L以上の浮腫があると判断される。

11 排尿障害

古川秀敏

どんなときに挙げる診断？（診断の意味）

「排尿障害」は、「尿を排泄する機能に障害のある状態」と定義されています。

右のような状態で挙げることが多いでしょう。

- 神経因性膀胱によって蓄尿障害や排尿障害がある
- 尿路感染症によって膀胱刺激症状がある
- 前立腺肥大症、前立腺腫瘍、前立腺炎などにより、尿道の狭窄や閉塞がある
- 膀胱炎、膀胱腫瘍などにより、膀胱の粘膜および筋に器質的変化がある
- 尿道狭窄、尿道結石、尿道異物などにより尿道の通過障害がある

標準看護計画

期待される結果（看護目標） ●爽快感を伴う排尿が行える。

看護計画	根拠
O-P 観察計画 ❶排尿回数 ❷尿の量および性状 ❸尿線の異常 ❹残尿感の有無、残尿量 ❺下腹部の膨満感の有無 ❻下腹部の膨満・緊満の有無 ❼尿失禁の状態 ❽水分摂取量 ❾使用している薬剤の有無 ❿排尿している環境 ⓫排尿している姿勢 ⓬排尿障害の原因となる疾患の悪化や改善傾向 ⓭アルコールなどの嗜好品	❶❷❸❹❺❻❼患者が目標を達成しているかの評価基準となる。 ❽高齢者では夜間の頻尿を嫌い、水分摂取を制限してしまう場合があり、脱水をまねくおそれがある。 ❾市販されている感冒薬には、尿道を収縮させるエフェドリン塩酸塩や、排尿筋を弛緩させる抗ヒスタミン薬を含むものがあり、尿閉を引き起こす場合がある。 ❿⓫排尿のための環境や姿勢が適しているか判断するために必要な観察項目である。 ⓬排尿障害の原因となっている疾患の悪化や改善の傾向を知ることは、今後の障害やなりゆきを予測するうえで有効である。 ⓭アルコールの過剰摂取は、排尿筋の収縮を抑制したり、前立腺部尿道にうっ血や浮腫を生じさせ、尿道閉塞をさらに悪化させる場合がある。
C-P ケア計画 ❶疾病、検査、治療、排尿行動に対して患者にわかりやすく説明する。 ❷苦痛や不安に対する患者の訴えを傾聴する。 ❸環境を整える。 ●カーテンを閉める。	❶❷尿が出ないことによる不安、苦痛は大きい。さらに検査や治療、排尿行動には羞恥心を伴う。したがって、不安や苦痛を傾聴し共感することは重要な精神的支えとなる。 ❸排尿時には羞恥心を伴うので、できるだけ羞恥心を感じることなく、満足いく排尿ができるよう環境を整えることは重要で

看護計画	根拠
C-P ケア計画 ● 臭気に対して配慮する。 ● 排尿時の音を消すような配慮をする。 ● 部屋の温度を適温に保つ。 ● ナースコールを手元に配置する。 ❹排尿しやすい腹圧のかかる体位を工夫する。 ❺脊髄神経の皮膚感覚支配領域（S_1〜S_4）へのマッサージや温罨法（**図1**） ❻外陰部に微温湯をかける。 ❼流水音を流す。 ❽用手排尿法 ❾薬剤の管理 ❿導尿	ある。また、寒冷刺激はストレス因子となるため、室温にも十分に気を配る。排尿後、後始末がすぐに済むようナースコールを患者の手元に設置する。 ❹排尿には腹圧が関与している。上体を起こすことで、腹圧がかかりやすくなる。状況によっては男性も洋式便座に座ってもらい、排尿を促す。 ❺皮膚感覚支配領域は、皮膚刺激によって膀胱反射を引き起こすと考えられている。 ❻外尿道口への刺激によって尿道口を弛緩させる。また、洗浄機能つき洋式トイレではビデなどの活用も有効である。 ❼流水音は排泄時の緊張を緩和させ、尿意を促進させる。また、流水音は排尿時の音を隠してくれることより、羞恥心への配慮につながる。 ❽膀胱の収縮が弱い場合に、恥骨上部を下方に向かって圧迫することで膀胱壁の筋の収縮を補い残尿が減少する。 ❾神経遮断薬などは膀胱や尿道括約筋だけでなくさまざまな神経に影響するため、副作用の早期発見が必要となる。 ❿膀胱内に尿があるにもかかわらず、用手排尿法や薬物療法を用いても自力で排尿ができない場合に適応となる。無菌的操作で行う。
E-P 教育計画 ❶排尿回数、残尿感や腹部膨満感の有無、尿の色や性状など排尿に関する主観的な情報を看護師に伝えるよう説明・指導する。 ❷尿意があった場合にはがまんせず、排尿するよう指導する。 ❸用手排尿法が必要な患者には、その意義、方法、注意点を説明・指導する。 ❹水分摂取を制限しないよう説明・指導する。	❶主観的な情報は排尿障害の経過を推測・判断するうえで有効な情報となる。 ❷前立腺肥大症では排尿をがまんすることで、尿閉を起こす場合がある。 ❸排尿は羞恥心を伴うため、できるだけ患者自身でできることが望ましい。疲労などの度合いによっては患者に代わって行う。 ❹高齢者の水分制限は脱水につながるので、制限しないよう指導する。

図1　膀胱の神経支配

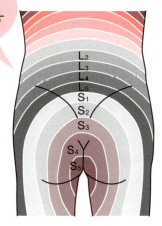

S_1〜S_4にマッサージや温罨法を行います

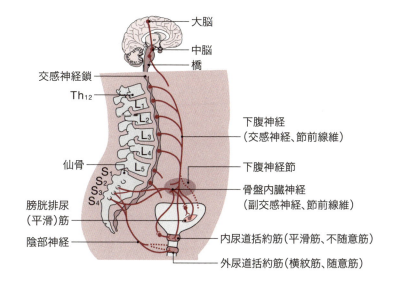

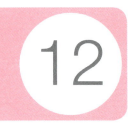

12 便秘

古川秀敏

どんなときに挙げる診断？（診断の意味）

「便秘」は、「**通常の排便回数が減り、排便困難や不完全な便の排出や、非常に硬く乾燥した便の排出を伴う状態**」と定義されています。排便の困難があり、毎日排便があったとしても便が腸内に残留しすっきりしない感覚（残便感）があり、非常に硬く乾いた便の排出がみられたり、排便回数が減少し3〜4日以上排便がない状態などがいえます（**P.58表1**）。

その特徴は、排便回数の減少、便の量の減少、硬く乾燥した便、排便時の過度の努責や苦痛、腹痛や腹部膨満感、排便後の残便感、悪心・嘔吐、食欲不振、不眠、頭重などが挙げられます。

以下のような状態で挙げることが多いでしょう。

- 消化器に作用する薬剤を使用している
- ストレス・環境の変化がある
- 神経系の疾患に罹患している
- イレウス（腸閉塞）
- 術後の侵襲がある
- 妊娠している
- 直腸・肛門の疾患に罹患している

標準看護計画

期待される結果（看護目標） ● 排泄リズムを崩さず、満足感を伴う自然排便ができる。

看護計画	根拠
O-P 観察計画 ❶ 健康なときの排泄習慣 ❷ バイタルサイン ❸ 尿の量・性状 ❹ 便の量・性状 ❺ 腹部膨満感の有無 ❻ 腸蠕動音 ❼ 残便感の有無 ❽ 悪心・嘔吐の有無 ❾ 食欲 ❿ 摂取食物の量・内容 ⓫ 水分摂取量 ⓬ 運動量 ⓭ 心理的なストレスの有無 ⓮ 排泄の環境と便器やトイレの様式	❶ 便秘に伴う随伴症状をみるだけでなく、便秘が解消されたか、あるいは今後も便秘の危険性があるかの判断に使用できる。 ❷ 排便のために強くいきむことによる血圧の上昇が考えられる。また、慢性閉塞性肺疾患（COPD）など呼吸苦のある患者では、いきむことで呼吸を止めてしまい酸素の取り込みができず、呼吸苦を増強させる場合がある。患者のもつ疾患が身体にどのような影響を及ぼしているかを観察することは重要である。 ❸ 便が固くなるのを和らげるのに十分な水分の摂取ができているかの指標となる。尿量が少なく、濃縮尿であれば、水分摂取が不十分であることが推測できる。 ❹ 排泄される便の量・性状を観察することによって看護ケアが適切であったかの評価につながる。 ❺❻ 腸管の蠕動運動を評価できる。 ❼ 便秘改善のための看護ケアが適切だったかの評価につながる。

看護計画	根拠
O-P 観察計画 ❶薬剤の使用状況 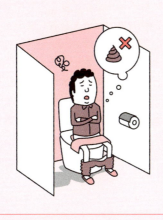	❽悪心や嘔吐は、便秘によるイレウスの発症が疑われる。 ❾❿食事摂取量の不足は直腸に便意をもたらすだけの便塊の形成を妨げる。便秘の改善には食物繊維の摂取が有効である。しかし、けいれん性便秘の場合には腸内を刺激し大腸のけいれん性収縮を誘発して便の排出を妨げたり、器質性便秘の場合は増大した便塊が通過障害を起こす場合もあるので摂取している食事の内容を確認することは重要である。また、脂肪食品の摂取により、潤滑作用のほか消化の際に分泌される胆汁による緩下作用も期待できる。 ⓫十分な水分の摂取は便をやわらかくさせるのに役立つ。 ⓬運動は消化管を刺激するとともに、いきむのに必要な筋力維持・増進に役立つ。 ⓭心理面も排泄に影響する。 ⓮爽快感を伴う排便は排便を行う環境の影響も受ける。例えば、多床室の場合、同室の患者への気がねからポータブルトイレや床上での排便をためらう場合もある。排便は便意を感じた適切なタイミングでいきむことも重要なため、排泄音や臭気などにも注意を向け、安心して排便できる環境を整える必要がある。 ⓯抗コリン薬などの副作用として便秘が生じることがある。
C-P ケア計画 ❶環境調整 ●カーテンを閉めるなどのプライバシーの保護、臭気がこもらないように換気の実施など ❷朝食後、トイレへ誘導する。 ❸水分摂取のための援助 ❹食物繊維を多く含む食事の提供 ●けいれん性便秘、器質性便秘の場合は食物残渣の少ない食品を提供する。 ❺腹部のマッサージ ❻温罨法 ❼内服薬の管理 ❽坐薬 ❾浣腸 ❿摘便	❶不慣れな環境、プライバシーの欠如や臭気などによって排便が困難になったり、不快感を感じたりしないよう調整する。 ❷❹食事をとると、横行結腸からS状結腸にかけて急激に強い蠕動が起こる（胃‐結腸反射）。この蠕動により、結腸の内容物が直腸に移送される。胃‐結腸反射は、朝食後に起こりやすいとされている。 ❸水分の不足は便を硬くするため、水分の摂取が必要である。腸管に化学的・物理的刺激を与えることで腸蠕動は亢進するため、起床直後の空腹時の飲水は効果的である。 ❺腹部のマッサージは、臍を中心に「の」の字を描くように行う。マッサージの方向は、腸内容物の輸送方向と一致させる。 ❻腹部と腰背部を中心に温罨法を行う。温熱刺激により、排便反射にかかわる神経が刺激され腸蠕動を活発にする。 ❼便秘の患者は緩下薬に頼り、緩下薬による排便が常態化している場合がある。また、副作用として便秘を引き起こす薬剤にオピオイド、抗コリン薬、抗うつ薬、カルシウム拮抗薬、陰イオン交換樹脂（コレスチラミン）などがある。これらの薬剤の服用の有無を確認することは重要である。 ❽❾❿便秘が続くと、大腸内の硬くなった糞塊による大腸粘膜の潰瘍や、イレウス（腸閉塞）、腸内容物の腐敗などをまねく危険があるため、一定期間以上排便がみられないときには、坐薬、浣腸、摘便による便の排出を試みる。坐薬、浣腸などの習慣化は直腸反射の減弱化をまねくため、自然排便ができるような援助が重要である。

看護計画	根拠
E-P 教育計画 ❶排便について正しく理解できるよう説明する。 ❷水分を摂取するよう説明する。 ❸食物繊維を摂取するよう説明する。 ❹深呼吸、体位を指導する。 ❺適度な運動を行うよう説明する。	❶健康なときと同様の周期で排便ができるように指導する。「毎日排便がないといけない」という誤った認識をもたないよう指導する。ただし、一定時間に排便を試み、条件反射による排便習慣の確立も重要である。 ❷高齢者では、老化に伴う渇中枢の機能低下によって口渇を感じにくくなるとともに、腎機能の低下から就寝中の尿意で覚醒することを嫌い、水分摂取を控えることがある。したがって、水分摂取を行うよう指導することが必要となる。 ❸食物繊維には不溶性食物繊維と水溶性食物繊維がある。不溶性食物繊維は腸管内の水分を吸収し膨張する。膨張した便塊によって腸管は刺激され、蠕動運動が促される。水溶性食物繊維は腸管内の水分を吸収し便をやわらかくする。 ❹深呼吸を行い、呼気時にゆっくりと腹圧をかけ、上半身を屈曲させる体位をとることで腹圧を高めることができる。 ❺運動は腸管の蠕動運動を促す。また、排便に必要な筋力の維持・増強に役立つ。

表1 便秘の種類

器質性便秘	機械的便秘	●腫瘍、炎症、潰瘍など
	麻痺性便秘	●神経系障害、脊髄損傷など
機能性便秘	弛緩性便秘	●大腸の運動能力が低下し、便が肛門側へ送られないことによる便秘である ●直腸の知覚も低下していることが多く、便がたまっても便意が起こりにくい
	けいれん性便秘	●大腸の緊張が高まり腸管のけいれん性収縮が発生し、便が肛門側へ送られないことによる便秘 ●腹痛を伴い、ウサギの糞のような便となる
	習慣性(直腸性)便秘	●直腸に便が移送されて生じた便意を、常習的に抑制することにより生じる ●直腸内は長時間便によって満たされ拡張したままの状態となり、緊張が低下し、直腸内が多量になっても内圧が十分に上がらず、便意が発生しなくなる

Column

アセスメントのための観察の重要さ

　寝たきりの高齢者では、肛門直上の直腸が膨大し軟便が充満した状態となり腹圧がかかることで便が漏れ出たり(**右図①**)、直腸内に巨大な硬便が排出不能なまま貯留し、便汁だけが硬便の塊の間を通って漏れ出る(**右図②**)ことがあります。漏れ出た便や便汁だけで下痢と判断し、止瀉薬(下痢止め)などを使ってしまっては、いっそう排出を困難にします。したがって、腹部の状態や腸蠕動の様子などをしっかりと観察することが必要です。

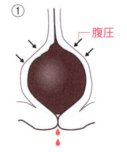 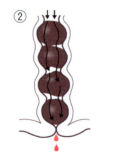

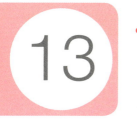

13 下痢

尹 玉鍾

どんなときに挙げる診断？（診断の意味）

「下痢」は、「軟らかい無形便の排出がみられる状態」と定義され、すなわち小腸・大腸からの分泌過多、吸収能力の低下、蠕動運動の亢進などによって糞便の水分量が増加して液状・半流動性の糞便を非定時に排出することをいいます（P.60表1）。

下痢が起こる関連因子には不安、ストレスなどの心理的因子、薬物治療の有害作用、放射線療法、アルコール乱用、毒素、汚染物質、旅行、緩下薬の乱用、経管栄養などの状況的因子、感染の過程（細菌・ウイルス）、吸収不良、炎症、過敏反応、寄生虫などの生理的因子があります。

以下のような状態で挙げることが多いでしょう。
- 1日に3回以上のゆるい水様便がある
- 腹痛がある
- 腸音の亢進がある
- 便意切迫感がある
- 腸のひきつれがある

標準看護計画

期待される結果（看護目標）
- 下痢の回数が減少し、健康時の排便状態に戻る。
- 食事療法が理解でき、脱水状態にならない。
- 肛門周囲の皮膚損傷を起こさない。
- 排便処理が確実に行え、他者への感染を起こさない。
- 排便行動の困難が日常生活に及ぼしていた影響が緩和される。

看護計画	根拠
O-P **観察計画** ❶現在の排便状況 ❷健康時の排便習慣 ❸下痢の原因となる状況 ❹随伴症状の有無と程度 ❺フィジカルアセスメント ●腹部の聴診 ❻検査 ❼バイタルサイン	❶❷❸便の性状（色、量、便の形態、混入物など）をよく観察すると原因疾患が推測できる。排便は個人差が大きいので、排便習慣・精神的ストレスの有無、既往歴、摂食食物の内容と量、薬剤の使用、手術の有無、旅行歴など、特に感染性下痢の場合には隔離・対処方法の優先順位が判断できる。 ❹下痢の随伴症状には食欲不振、腹部膨満、悪心、嘔吐、食中毒や細菌炎症時には38～39℃の発熱などを伴う。普通、便意とともに腹痛を伴い、排便の後は楽になるが、持続的な便意・残便感を訴え、直腸・肛門部にけいれん性疼痛を感じるテネスムス（しぶり腹・裏急後重）がある。 ❺腸蠕動の亢進によって腹部膨満、腸蠕動音が増強、鼓音が大きく聴こえる。 ❻糞便検査によっては下痢の原因が、尿や血液検査によっては

看護計画	根拠

O-P 観察計画

治療方向の判断・脱水の予防の指標が明らかになる。
❼発熱の有無によって感染性下痢の判断、脈拍・呼吸・血圧の変動によって脱水症の有無・程度がわかる。

C-P ケア計画

❶安静と保温
●プライバシーを保護する。
●腹部を温める：腹巻き・温罨法（ただし炎症性疾患・出血を伴うときは禁忌）
●腹部のマッサージ、腹部が圧迫される体位を避ける。
❷食事の援助
●禁食・絶食、流動食、粥食、軟食、常食の順に食事を工夫し、腸の安静を保つ（禁食のときでも水分をとるようにして脱水を予防する）。
●コーヒー、辛いもの、繊維質の多い食品（野菜、果物、玄米）、冷たいもの、アルコールなど腸運動を亢進させるものは避ける。
❸水分・電解質補給
●白湯、スポーツドリンク、お茶、味噌汁など
❹皮膚の清潔保持
●ぬるま湯でよく拭き、必要であれば軟膏を塗布する。
❺口腔ケア
●含嗽・歯磨きをたびたび行う。

❶頻回な排便行動はストレスや不安となり、腸の蠕動運動を亢進させるのでプライバシーを保護する環境をつくる。腹部を温めると交感神経にはたらきかけて蠕動運動を抑制させる。腹部のマッサージや圧迫は副交感神経を刺激する機械的刺激・体位となり、腸の蠕動運動を亢進させ下痢を悪化させるので安楽な姿勢をとるようにする。
❷食物や食習慣を変えるなど下痢の原因となったものを早めに除去する。消化しやすい糖質のものをおもに摂取する。ただし、糖質の消化吸収障害による醗酵性下痢の場合は糖質を少なくする。
❸腸の蠕動運動を抑制させるものを温かくしてゆっくりと摂取させる。
❹肛門周囲に便や消化液が付着して皮膚表面がアルカリ性となりびらんになりやすい。
❺脱水や食事制限、活動力の低下から唾液の分泌が低下し、口腔内の自浄作用が落ち、感染しやすくなる。

E-P 教育計画

❶感染予防
❷薬物療法の指導

❶感染源が明らかになったときはもちろん、感染源が不明のときでもスタンダードプリコーションに則って専用の便器、手洗いなどを徹底させ感染防止に努める。
❷下痢は食中毒など感染症による病原体を迅速に排出しようとする生体防衛反応なので、止瀉薬、抗菌薬などの使用は原因を明確にしてから使用するようにする。

表1　発生機序による下痢の分類とメカニズム

分類	メカニズム
浸透圧性下痢	腸管内に浸透圧の高い物質が存在すると、水分が腸管壁から腸管内に移行することで腸管の水分が増加し、下痢になる
滲出性下痢（粘膜障害性下痢）	腸管の粘膜が障害されると、吸収能力が低下するとともに炎症が起こる。その結果、腸管壁の透過性が亢進し、滲出液や血液が排出されて腸管の水分が増加し下痢になる
分泌性下痢	腸管内に分泌される水分や消化液の量が異常に増えるために下痢になる
腸管運動性下痢	蠕動亢進：腸の蠕動運動が速いと、水分などが十分吸収されず下痢になる
	停滞：腸の蠕動運動の障害や通過障害があると、増殖した腸内細菌の刺激により下痢になる

14 消化管運動機能障害リスク状態

福田和明

どんなときに挙げる診断？（診断の意味）

「消化管運動機能障害リスク状態」は、「領域3：排泄と交換」の「類2：消化器系機能」に含まれる診断であり、「**消化管の蠕動運動の亢進、減弱、無効、または欠如が起こりやすく、健康を損なうおそれのある状態**」と定義されています。同じ「類2：消化器系機能」には、「便秘」や「下痢」の診断がすでに存在します。それらの診断は便の状態に焦点が当たっていますが、この診断は消化管の蠕動運動に注目した診断といえます。つまり、「消化管運動機能障害」とは、食道・胃・小腸・結腸の異常運動や異常感受性によって引き起こされる障害です。

この「消化管運動機能障害リスク状態」という診断は、以下のようなリスク要因を抱え、消化管の蠕動運動が低下し、健康を損なうおそれのある状態に挙げることができるでしょう。
- 高齢者
- 不安やストレスのある状態
- 糖尿病
- 食習慣の変化
- 感染や薬剤
- 不動状態や運動不足

標準看護計画

期待される結果（看護目標）
- 消化管運動機能障害による症状の出現がみられない。
- 消化管運動機能障害による症状が早期発見される。

看護計画	根拠
O-P 観察計画 ❶健康時の排便習慣と現在の排便の状態、便の性状・量 ❷腹部状態：腸蠕動音、腹部膨満・緊満の有無および程度、排ガス、腹部膨満感など ❸消化器症状：便秘、下痢、食欲不振、下腹部不快感、鼓腸、悪心・嘔吐、腹痛など ❹バイタルサイン：血圧、脈拍、呼吸、体温、意識レベル ❺既往歴の有無：腫瘍や瘢痕・癒着などによる腸管狭窄・捻転・重積・閉塞、神経系障害、糖尿病など ❻妊娠・分娩の有無 ❼手術・麻酔侵襲の程度：麻酔薬の種類・量、	❶普段の生活における排便習慣を事前に情報収集したうえで、現在の排便状態をアセスメントする必要がある。また、緩下薬や整腸薬の使用の有無、水分摂取状況、食事摂取状況についても情報を把握したうえでアセスメントする。 ❷❸❹腸蠕動音の聴取は腸蠕動の回復状態を反映し、手術後の経口開始のめやすとなる。また、腸蠕動の回復遅延は腹腔内感染や縫合不全が原因の可能性もある。麻痺性イレウスの場合、腸蠕動音は減弱あるいは消失、癒着性イレウスでは、初期のころは亢進あるいは金属音が聴取される。イレウスや腸重積を起こした場合、ショックを起こしたり腸管壊死に至る可能性もあるため、早急に対応する必要がある。 ❺腹腔内の腫瘍や消化管手術の既往歴がある患者などは、大腸の機械的通過障害によって便秘を起こしやすい。腸閉塞の場合、

看護計画	根拠

O-P 観察計画

手術部位、疼痛の有無と程度
❽食事および水分摂取状況
●食事摂取状況：食事量、繊維性食品の摂取状況
●水分摂取状況：水分量、脱水の有無
❾精神状態
❿薬物使用状況
⓫活動状況
⓬診察および検査結果
●打診、触診、視診、聴診
●腹部X線所見：腸管拡張像、ニボー（鏡面）像
●腹部エコー、CT、MRI
●血液検査データ：栄養状態や電解質
⓭治療内容と効果・副作用
⓮患者の思い

悪心・嘔吐や腸蠕動亢進がみられる。大脳や脊髄の障害の場合、排便反射の障害がある。糖尿病では神経障害が進んだ場合には便秘と下痢を繰り返すことがある。
❻妊娠中はプロゲステロンの増加により、腸蠕動は抑制される。分娩時の軟産道の裂傷、会陰切開は排便を抑制してしまう。
❼手術侵襲により水・電解質のアンバランスを起こし、カリウムやクロールの低下は腸管運動を低下させる。また、開腹術や全身麻酔は腸管運動をより低下させる。疼痛は交感神経を刺激し、腸管運動を抑制する。
❽腸内容物の不足は、胃 - 結腸反射の減弱や直腸内圧の低下による排便反射の減弱を起こす。脱水についても電解質がアンバランスになる。
❾腸管運動は、動揺や緊張などのストレスに影響を受ける。
❿抗コリン薬、抗うつ薬、鎮咳薬、カルシウム製剤、抗パーキンソン病薬、造影剤は腸管運動を抑制する。オピオイド鎮痛薬は小腸の運動や腸液の分泌を抑制し、排便反射を抑制する。麻酔薬は筋弛緩作用により、腸管運動を麻痺させる。
⓫活動不足により、腸管への血液循環の減少や腸蠕動の低下をもたらす。
⓬腹部の触診や聴診、肛門視診や直腸診により観察し、X線検査や内視鏡検査、CTやMRI検査などによって消化管運動機能障害を起こすリスク要因について評価を行う。腹部X線では閉塞部位より口側に限局して腸管拡張像が認められる。また、腸管内ガスと貯留する液体との境界面を示す円弧上のガス像であるニボー（鏡面）像を認める。消化管の排液や嘔吐量が多い場合、脱水や電解質バランスが崩れることになる。

C-P ケア計画

❶早期離床の援助
●手術や疾患により離床スケジュールは異なるがベッド頭部をアップし、半座位→座位→端座位→立位→歩行のように段階的に進める。
●離床時、起立性低血圧や肺塞栓症などの合併症の出現に注意する。
❷疼痛コントロール
●疼痛によって離床が阻害されている場合、体動前に鎮痛薬を投与する。
❸イレウス発症時：腸管の安静のために輸液管理、胃管あるいはイレウスチューブなどの管理
❹排便習慣の確立および便通調整
●一定時間にトイレに行く。
●飲食開始後は水分摂取を勧める。
●便意を感じたらがまんせずトイレに行く。
●必要に応じて緩下薬を与薬する。
❺温罨法

❶離床によって腸蠕動が促進し、腸管内容物の停滞を防ぐことができる。また、腸管が動くことにより、腸管の位置が是正される。イレウス発症による全身状態によっては安静が必要なこともある。安静が解除されたら、徐々に体を動かすようにする。離床時は起立性低血圧や肺塞栓症などの合併症を生じるリスクが最も高い。前駆症状などの観察を十分に行い、無理をせず、症状が出現したらすぐに中止し、状態を観察する。
❷離床を阻害する大きな要因の1つとして、疼痛がある。離床や体動の前に疼痛の程度を把握し、必要に応じ、鎮痛薬を使用する。
❸治療上チューブ管理は重要となるため、抜去しないようテープの固定に注意する。また、腸管の安静や脱水予防のために輸液管理を行う。
❹通常は食事による幽門部の刺激によって腸蠕動が起こり、便塊が直腸に移動し、便意を感じる。しかし、便意をがまんすることで腸管内への便塊の停滞時間が長くなり、やがて硬くなってしまい排便が困難になる。また、便秘をがまんした場合、

看護計画	根拠

C-P ケア計画

❻食事療法時の援助
●水分摂取を促す。
●十分に咀嚼し、ゆっくり摂取する。
●下痢の場合は消化のよい食事に変更する。
❼離床後の運動
●散歩、歩行など定期的に行う。
●同じ姿勢を長くとらないようにする。
❽肛門部の清潔
●陰部洗浄を実施する。
●排便時、温水洗浄便座を使用し、洗浄・乾燥する。
●びらんなど、皮膚障害がある場合は必要に応じ、皮膚保護材や軟膏塗布を行う。

胃-結腸反射が低下し、便意を生じなくなることもある。さらには、便の停滞がイレウスにつながることがあるため、便意を感じたらがまんしないことが重要である。
❺状態が安定していれば、腰背部の温罨法を行うことによる温熱刺激で腸管の運動を促進する。
❻絶飲食でない場合、日常生活で取り入れることのできる具体的な水分摂取方法、食事摂取方法や内容について説明する。
❼安静が必要でない状態の場合、離床が確立したら定期的に積極的に体を動かすことで、腸管運動の低下を起こさないことが重要である。
❽下痢が持続した場合、肛門部および周辺の皮膚障害を起こすこともある。皮膚障害を起こした際は感染のリスクもあるため、肛門部は清潔に保つ必要がある。その際、硬い紙で肛門部を拭いたり強くこすると皮膚への刺激が強い。微温湯と石けんなどで洗浄するか、温水洗浄便座を使用すると効果的であり、便意をもよおす効果もある。

E-P 教育計画

❶症状の出現時は看護師に報告するよう説明する。
❷早期離床の必要性を説明し、予防に努める。
❸鎮痛薬の使用と腸蠕動の低下の関係について説明する。
❹イレウスチューブの留置や絶飲食の必要性、および留置中の注意点を説明する。
❺現在の状況や検査・治療について説明する。

❶イレウス発症時などはすみやかな対応が求められるため、症状出現時はがまんせずすぐに看護師に報告するよう説明し、患者だけでなく家族にも理解してもらう（**表1**）。
❷離床の効果を説明し、自ら積極的に活動できるようにする。
❸麻酔薬の種類や術式により術後の腸管麻痺の程度は異なるが、術後の疼痛管理にもよく用いられるモルヒネやフェンタニルは腸蠕動を低下させる。モルヒネは血管拡張作用により血圧低下が起こりやすく、腎機能障害がある場合、作用が遷延する可能性がある。一方、フェンタニルは速効性があり作用時間も短いため、循環動態が不安定でも使用しやすいメリットがある。なお、モルヒネよりは便秘も起こりにくいといわれている。
❹イレウス発症により処置や絶飲食となり、患者自身のストレスが高まる可能性がある。効果的な治療のためには患者や家族の理解と協力が欠かせない。現在の状況を理解してもらい、治療で必要となるイレウスチューブが抜去しないよう注意してもらう必要がある。

表1　麻痺性イレウスと閉塞性イレウスの特徴

	症状	腸蠕動音	バイタルサイン	腹膜刺激症状	腹部単純X線	血液検査
麻痺性イレウス	●弱く持続的な腹痛 ●腹部膨満感の出現 ●悪心・嘔吐の出現 ●排ガス・排便の停止	減弱・消失	目立った異常なし	なし	●上部消化管全体の腸管拡張ガス像 ●鏡面像	特徴的な変化はない
閉塞性イレウス	●腸蠕動亢進時の周期的な腹痛 ●腹部膨満感の出現 ●悪心・嘔吐の出現 ●排ガス・排便の停止	亢進、金属音の聴取	目立った異常なし	まれ	●閉塞部位より口側に限局した腸管拡張ガス像 ●鏡面像	特徴的な変化はない

三浦美奈子：消化管の管理と看護ケア．パーフェクト臨床実習ガイド 成人看護Ⅰ 急性期・周手術期 第2版，照林社，東京，2016：183．より抜粋して引用

看護診断 ⑭ 消化管運動機能障害リスク状態

15 ガス交換障害

姫野深雪

どんなときに挙げる診断？（診断の意味）

「ガス交換障害」とは、「肺胞－毛細血管膜での酸素化の過剰や不足、およびまたは、肺胞－毛細血管膜での二酸化炭素排出の過剰や不足がみられる状態」と定義されており、リスク型看護診断ではなく、患者の身体に何らかの症状が出現し、患者自身に大きく影響を及ぼしている問題焦点型看護診断であるといえます。

ここで示される「肺胞－毛細血管膜での酸素化の過剰や不足」の多くは、COPD（慢性閉塞性肺疾患）などにみられる低酸素血症の場合と考えられるでしょう。さらに、この診断は問題焦点型ですので、低酸素血症の症状が患者に起こっているのかを確認して使用する必要があります。

以下のような状態で挙げることが多いでしょう。
- 低酸素血症により、呼吸状態が安定しない
- 低酸素血症により、息苦しさがあり、十分に活動できない
- 低酸素血症により、十分な酸素化ができず呼吸状態ならびに精神的に不安定な状態

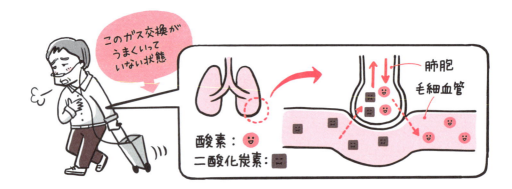

標準看護計画

期待される結果（看護目標）

低酸素血症による患者の苦痛が緩和される方向性から考える。
- 低酸素血症による息苦しさが軽減でき、楽に呼吸することができる。
- 活動時に息切れがなく、セルフケアを行うことができる。
- 低酸素血症による精神的不安定な言動や異常行動がなく、穏やかに過ごすことができる。

問題焦点型看護診断であることから、治療をふまえた症状緩和の看護が中心となります。よって、患者さんの受けている治療内容が看護計画に反映されるように立案しましょう

看護計画	根拠
O-P 観察計画 ❶バイタルサイン（SpO₂含む） ❷副雑音の有無とその程度（捻髪音や水泡音） ❸呼吸困難（息苦しさ）の有無とその程度 ❹呼吸音の減弱の有無 ❺喀痰の性状・色調・量の増減 ❻喘鳴の有無とその程度 ❼動脈血ガスデータ ❽顔色、チアノーゼの有無と程度 ❾四肢の末梢冷感の有無、浮腫の出現部位と程度 ❿胸部X線写真 ⓫患者のADL ⓬活動時の息切れの有無とその程度 ⓭酸素療法や使用薬剤の効果および副作用	❶❷❸❹❻⓫観察することにより、患者の呼吸器の状態を把握する。特にCOPDの場合、❷が強く聴診できれば症状の増悪が予測される。また、バイタルサインのなかでも、呼吸回数とSpO₂、特徴的な呼吸リズムを確認することで、患者の負担が少なく血液中の酸素濃度が推測できるため重要な観察といえる。 ❺COPDでは、もともと喀痰は多い。さらに、ガス交換障害の増悪により、気管支分泌物の増加によって喀痰が増えることで肺炎などの感染リスクが高まる。 ❼SpO₂の測定では、ガス交換の効率までは測定できない。高二酸化炭素血症によるCO₂ナルコーシスに注意する。 ❽COPDの患者では、低酸素血症に対する慣れもあるため、自覚症状が乏しいこともある。よって、自覚症状がなくても注意する必要がある。 ❾ガス交換障害による浮腫は、下腿に出現する特徴がある。 ⓫⓬息切れなどの自覚症状が乏しい場合、患者の活動範囲が呼吸状態の悪化を予測する指標にもなる。 ⓭治療が、患者の呼吸状態だけでなく全身状態を細やかに観察して行われるため、患者に使用される酸素療法や薬剤に期待される効果をモニタリングして、適切に治療を受けることができるように支援する必要がある。
C-P ケア計画 ❶患者のケアを実施するとき、患者への負担を最小限度にするようにケアを工夫する。 ●複数人でのケアや準備を整えることで、時間を短縮する。 ❷清潔ケアなど患者の状態が安定していることを確認して実施し、患者の変化に応じてケアを中止したり、必要最小限のケアにとどめる。 ❸息苦しさのある場合、セミファーラー位とし、クッションなどを用いて安楽な体位を工夫する。 ❹症状によってセルフケアを満たせない、あるいは満たすことができない場合、清潔ケアなど日常生活を整える。 ❺喀痰などの貯留がある場合、体位ドレナージやネブライザーを用いて、喀痰の排出を促す。必要に応じて吸引を行い、喀痰を除去する。 ❻口腔内ケアを行い、口腔内の清潔を保つ。 ❼確実に治療を受けることができるように支援する。 ●点滴の流量や適切な酸素療法などの管理を行う。 ❽清潔ケアなど日常生活援助を通じて1日の生活リズムを整える。	❶ガス交換障害のある患者は、自分で身体を整えることが大変厳しい。そのため、清潔ケアなど患者に対する身体的負担は、患者の状態（特に呼吸器系、循環器系）に大きく影響する。よって、患者の身体的負担を最小限度にすることを常に考えて、ケアすることが重要である。 ❷ケアが、患者の状態（特に、呼吸器系、循環器系）に大きく影響する。そのため、患者の安全の確保のためには必要不可欠であり、その査定が困難な場合、複数の看護者や医師と連携してケアを実施することも検討する。 ❸呼吸状態が安定することで患者の安全と安楽を確保する。さらに、浮腫を伴う場合、体位の工夫は褥瘡予防という目的も含むことになる。 ❹ガス交換障害の状態が、患者の活動を制限しない場合、患者の自立を支援する目的でセルフケア行動を支援する。しかし、浮腫により皮膚表面は脆弱化しているため、傷つけないように注意する必要がある。長時間の活動は、患者の酸素消費量を増加させてしまうため、休息をとりながらの実施に注意する。 ❺喀痰の貯留は、ガス交換を妨げ、肺炎などの感染症のリスクを高めるため、喀痰の吸引などの身体的侵襲や苦痛の多い処置の前に、体位ドレナージや呼吸リハビリテーションを行い、排痰を積極的に行う。 ❻口腔内分泌物ならびに喀痰による口腔内の汚染は、感染リス

看護診断 15 ガス交換障害

看護計画	根拠
C-P ケア計画	クを高める。歯磨きだけでなく、含嗽を組み合わせて清潔を保持する。 ❼ COPD の場合、酸素療法で思うほど息苦しさが改善できないこともある。また、適切な酸素濃度での酸素療法でないと、CO_2 ナルコーシスになることもある。 ❽患者の活動状況は、呼吸状態に大きく影響するため、休息や安静を必要とする。患者の呼吸状態の安定と QOL の維持のためにも、看護師が患者の生活リズムをできる限り整える。
E-P 教育計画	❶治療上安静が必要な場合、安静の必要性を説明する。 ❷活動制限がある場合、制限を守ることができるように目的とその効果を説明し、がまんできない場合、必ず看護師に伝えるように指導する。 ❸体位ドレナージや排痰法を指導する。 ❹患者および家族に、療養上の疑問や気がかりなことがあったら遠慮なく、看護師に尋ねるように説明する。	❶患者の活動状況が大きく影響することと低酸素血症による慣れで安静が保持できないこともある。 ❷患者の活動制限によるストレスで、精神的に不安定になることがある。さらに、高齢の患者ではせん妄になることもあり、呼吸状態を悪化させるおそれもある。 ❸患者自身が効果を実感して積極的に排痰することにより、療養上の自己管理を促進させる。 ❹ガス交換障害は、息苦しさにより窒息などの不安をもつ。そのため、不可逆性の疾患だからこそ、患者と家族の療養上の困難に共感しながら不安を軽減するようにかかわる。

図1　呼吸音の聴取方法

呼吸音の聴診部位と正常呼吸音の聴取部位

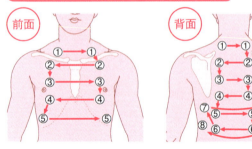
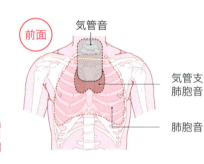
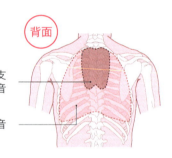

側胸部からみた聴診部位

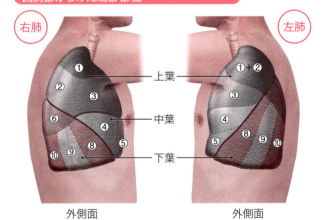

正常な呼吸音

種類	吸気：呼気	特徴
気管音	2：3	高調な粗い呼気がよく聴取される
気管支肺胞音	1：1	肺胞呼吸音よりやや高い音質が聴取される
肺胞音	3：1	やわらかく低調な吸気がよく聴取される

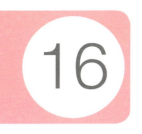

16 不眠

宮川 操

どんなときに挙げる診断？（診断の意味）

「不眠」の定義は、「**睡眠の量と質が破綻し、機能低下につながる状態**」とされています。

不眠は自覚的な症状であり、「眠ろうとしているのに眠れず、苦痛を感じること」「日常の睡眠で休養がとれないと感じること」です。

以下のような状態で挙げることが多いでしょう。
- 入眠困難や睡眠の持続困難、早朝覚醒を訴える
- （現在の）睡眠に対する不満を訴える
- 寝ても体力が回復しないと訴える
- 日常生活や社会生活に支障をきたしている

標準看護計画

期待される結果（看護目標）　患者の健康な睡眠パターンを保ち、量・質ともに満足な睡眠が得られるようにする。
- 睡眠を障害する要因を除去することができる。
- 睡眠を促進する方法を実施できる。
- 不眠の訴えがない（健康時の睡眠状態に戻る）。
- 不眠による随伴症状が軽減・消失する。
- 生活への支障をきたさない。

看護計画	根拠
O-P（観察計画） ❶現在の睡眠の把握 ❷睡眠を妨げる原因の有無 ❸随伴症状の有無と程度（**P.68表1**） ❹不眠に付随する生活上の影響の有無 ❺不眠に対する検査結果（**P.69表2**） ❻治療内容と効果・副作用 ❼患者の睡眠に関する知識・理解度 ❽バイタルサイン	❶❷❺不眠の種類や程度に応じた援助を行うことが大切である。不眠は自覚的な症状であるため睡眠時間が同じでも患者によって満足感は異なる。また、原因が複雑に絡み合っているため、患者の訴えを十分に聞き、睡眠を妨げる原因を特定する。 ❸❹❽不眠が持続すると健康上の問題や生活への支障が生じる。また、高血圧や心血管疾患、睡眠時無呼吸症候群などとの関連も高いためバイタルサインや疲労徴候などの観察を行う。 ❻治療効果や期待される結果に近づいているかを判断する。また、今後のケア・指導のために、現在行われている治療の有無と内容を把握しておくことが大事である。 ❼睡眠に対する正しい知識をもち、睡眠を促すための適切な行動がとれているかを把握し、指導に役立てる。

看護計画	根拠

C-P ケア計画

❶睡眠環境を整える（**P.70**「睡眠パターン混乱」の項を参照）。
❷生活リズムを整える：同調因子を強化する。
●朝、太陽光を浴びるようにする。規則正しい時間に朝食をとる。
❸睡眠習慣を整える。
●入眠1～2時間前にぬるめの湯に入浴したり足浴を行う。
●足浴や手浴は40～42℃のお湯で10分程度、入浴は冬季40℃前後、夏季38℃前後が適している。
●イブニングケアを行う。
❹心身の苦痛緩和・安楽への援助
●患者の訴えを傾聴する。
●痛みやかゆみがあれば緩和する。
●夜間の排尿回数が多いことが不眠の原因である場合は、夕方からの水分摂取量を減らすようにする。
❺睡眠薬の適正な使用
●指示された睡眠薬の投与を行う。

❷体内時計をリセットする同調因子には光、食事がある。特に、朝、太陽光を浴びることは効果がある。高照度光（2,500ルクス以上）により、体内リズムを治す光パルス療法を行う場合もある。また、朝食を摂取することで合成されたセロトニンからメラトニンが合成されて睡眠を導くため、規則正しい朝食は重要である。
❸入眠1～2時間前にぬるめの湯に入浴したり足浴を行うと、末梢血管の拡張による放熱で深部体温が低下し、睡眠導入状態をつくる。イブニングケアなどいつも行っている入眠前の行動は就寝儀式となり、睡眠への導入に有用である。また、必要によっては午睡をとる。その場合、15時前後に20～30分程度とする。30分以上の午睡は夜間の睡眠に影響する。
❹不安などの不快感は交感神経の支配が優位になり、不眠の原因になるため、患者の訴えを傾聴し、不安の軽減を図る。また、疼痛や瘙痒感など不眠の原因となる疾患・症状に対して対症療法を行い、身体的苦痛の緩和を図る。
❺肝臓や腎臓の機能が低下している患者や高齢者の場合には副作用の出現に留意する。持ち越し現象によって翌日にふらつきが起こると、転倒転落につながる危険性もあるため注意する。

E-P 教育計画

❶睡眠衛生指導
●睡眠に対する正しい知識や不眠に対する正しい対処法を指導する（**表3**）。
❷リラクセーション
❸服薬指導を行う。

❶正常な睡眠覚醒リズムを取り戻すために、生活習慣を規則的にし、適切な睡眠環境を整え正常化させる。
❷身体的・精神的緊張を解き、リラックスして睡眠への移行を促す呼吸法や漸進的筋弛緩法の指導をする。
❸患者の判断で睡眠薬を中止することで不眠が増悪する場合がある。指示どおりに服用できるよう指導する。

表1　不眠による随伴症状と生活上への影響

身体的影響	顔色不良（土気色）、悪心・嘔吐、めまい、頭重感、頭痛、日中の眠気、食欲不振、倦怠感、脱力感、疲労感、感覚機能の低下など
精神的影響	注意力・集中力・思考力・記憶力の低下、情緒不安定、消極性、表情の硬さ、不機嫌、イライラなど
社会的影響	仕事・学業などにおける効率の低下、人間関係の狭小化、活動性の低下、気力の低下など
生活上の影響	日常生活の遂行能力の低下、QOLの低下、心身の疲労や抵抗力の低下による疾病の発生・悪化・回復遅延、転倒などの事故、ミスなど

表2 睡眠の検査法

検査方法	特徴
睡眠ポリソムノグラフィー（PSG）	●睡眠中の生理機能（脳波、眼球運動、筋電図、心電図、呼吸など）を連続的に記録する、最も客観的といえる評価法 ●睡眠の質的内容（睡眠効率）を判断でき、睡眠障害の診断に重要な検査
アクチグラフによる活動量の測定	●腕時計構造の超小型加速度センサーで、日常の腕運動のモニターから身体活動量を推定することができ、生活リズムの変調を客観的に判断できる ●1日の活動と休息（睡眠）を判断できる簡易な方法である
睡眠日誌（sleep diary）	●毎日の睡眠を日誌形式で記入する。患者の日常の睡眠習慣や生活リズムを把握できる ●あくまで患者の主観的な睡眠評価である
セントマリー病院睡眠質問票（SMH）	●入院患者の睡眠に関する問題を評価するために開発された質問表 ●直近の24時間の睡眠について評価を行う ●14項目からなり、手術後の睡眠評価などに有効である
ピッツバーグ睡眠質問票日本語版（PSGI-J）	●過去1か月間という単位で、睡眠の量・質的評価を行う ●7つの要素（18項目）からなり、得点が高いほど睡眠が障害されていると判断する
不眠重症度質問票	●不眠とその症状および結果、患者にストレスとしてどのように認知されているかに焦点を当てている ●7項目からなり、不眠症のタイプおよび重症度を判断できる
主観的睡眠尺度日本語版（SEQ）	●睡眠の質を評価することができる ●6項目からなり、自記式方式で主観的評価を行う

表3 睡眠衛生の4つの柱

大項目	小項目
①生体リズムの規則性の確保	●規則正しい食生活と規則的な睡眠スケジュールを守る ●規則正しい軽い運動を毎日行う ●できるだけ午前中に太陽の光を浴びる
②日中や就寝前の良好な覚醒状態の確保	●日中はできるだけ人と接触するように努力する ●夕食後は、居眠りや過眠は避ける
③良好な睡眠環境の整備	●自分に合った寝具を選ぶ ●静かで暗く適度な室温、湿度の寝室環境を維持する
④就寝前のリラックスと睡眠への脳の準備	●就寝間近のお茶や多量のアルコールなどの摂取や喫煙を避ける ●就寝間近の激しい運動や心身を興奮させるものは避ける ●就寝間近に熱いお風呂に入ることは避ける ●眠れない場合には、無理に眠ろうとしない

白川修一郎編著：おもしろ看護睡眠科学. メディカ出版, 大阪, 2000：89. より引用

表4 睡眠を阻害する飲食物や嗜好品

アルコール	●寝酒は間違った対処方法 ●寝つきはよくなるが、アルコールは摂取してから3時間程度で交感神経を刺激し体温や心拍数が上がり、夜間の覚醒や早朝覚醒をもたらす ●利尿作用により中途覚醒を増やす
カフェイン飲料	●コーヒー、玉露、緑茶、紅茶、ウーロン茶、コーラ、栄養ドリンク、チョコレートなど ●カフェインの多量の摂取は、4〜5時間は脳を覚醒させる ●利尿作用があるため、20時以降の摂取は避けるほうがよい
タバコ	●吸入直後はリラックス作用があるが、その後、覚醒作用が数時間持続する ●ニコチンは寝つきを悪くするため、喫煙は就寝1時間前までにする
脂肪や刺激物、糖分	●脂肪分は体内での分解に3〜4時間かかるため、夜遅く食べると夜中まで胃腸が消化活動を続けるので、夜間の覚醒をもたらし、睡眠の質が低下する ●強い香辛料などの刺激物や糖分は神経を高ぶらせ、入眠障害につながる

看護診断 ⑯

不眠

17 睡眠パターン混乱

宮川 操

どんなときに挙げる診断？（診断の意味）

「睡眠パターン混乱」の定義は、「**外的要因によって、睡眠の量と質が一時的に妨害されている状態**」とされています。外的要因には、睡眠環境、環境的ストレス、生活リズムの乱れ、嗜好品や薬物など身体外の要因があります[1]。これらが原因となり、通常の睡眠時間が確保できなかったり、熟睡できない状態が一時的に生じている状況と考えます。この状況が長期化し日常生活や社会生活に支障をきたす場合は、前掲の「不眠」と診断するとよいでしょう。

右のような状態で挙げることが多いでしょう。

- 生活環境や役割の変化によるストレスのため、通常の睡眠が維持できない
- 睡眠に対する間違った知識や不適切な行動のため、睡眠パターンが崩れている
- 睡眠に対する不満を訴える

標準看護計画

期待される結果（看護目標）
規則正しい睡眠覚醒サイクルを促進し、量・質ともに満足な睡眠が得られるようにする。
- 睡眠を障害する要因を除去することができる。
- 通常の睡眠パターンを維持できる。
- 不眠の訴えがない。

看護計画	根拠
O-P（観察計画） ❶現在の睡眠の把握 ❷睡眠を妨げる原因の有無 ●睡眠環境 ●ストレスの有無 ●日中の活動状況 ●生活リズム ●嗜好品、薬剤 ❸随伴症状の有無と程度 ❹治療内容と効果・副作用 ❺患者の睡眠に関する知識・理解度	❶起床・就床時刻、入眠時刻、睡眠時間、途中覚醒、午睡の状況を確認し、睡眠パターンの変化を把握する。 ❷睡眠に影響する要因は複数あり、個人差もあるため、十分なアセスメントを行い、原因を特定しケアしていくことが必要である。睡眠環境である温度・湿度、光（照明）、音（騒音）は感覚器官を通して刺激となり、交感神経活動を活発にして睡眠に影響を及ぼす。入院、育児・介護、仕事など環境の変化や、プライバシーが確保できない環境などによるストレス、昼間の運動不足や治療上の強制された安静による日中の活動不足、夜ふかしや夜勤などの生活リズムの乱れなどが原因となる。就寝前のアルコールやタバコ、カフェインは睡眠パターンに影響する。また、睡眠に変化をもたらす薬剤もあるため、患者に投与されている薬剤も確認しておく。 ❸❹❺「不眠」の項（**P.67**）を参照。

看護計画	根拠
C-P ケア計画 ❶睡眠環境を整える。 ●室内環境を整える。 ▶寝室の温度・湿度：冬季 16 〜 20℃・60％、夏季 25 〜 28℃・65％程度に調節する。 ▶光：個人の好みに合わせて、不安を感じない程度の暗さに照度を調節する。 ▶音：40dB（冷蔵庫のコンプレッサーの音程度）以下の静かな環境をつくる。不快な音の軽減・除去を行う。 ●寝具・寝衣環境を整える。 ▶寝床気候（温度 33℃、湿度 50％くらいが最も安眠できる）を整える。 ▶枕：高さや材質は好みに合わせる。 ▶寝衣：身体を締めつけないゆったりしたものを着用する。 ❷生活リズムを整える。 ●同調因子を強化する。 ▶起床時に太陽光を十分に浴びる。 ▶規則正しい時間に朝食をとる。 ●サーカディアンリズムを考慮した生活習慣の改善を行う。 ▶日中の活動量を適切に調節する。 ▶深夜のテレビやパソコンの使用を控える。 ❸ストレスを緩和する。 ●環境への適応を促進する。 ●プライバシーを保つ。 ●リラクセーションを促進する。 ❹睡眠薬の適正な使用 ●睡眠薬投与のスケジュールを調節する。	❶睡眠環境には、室内環境と寝具・寝衣環境がある。 ●室内環境 ▶寝室の温度・湿度：暑すぎたり、寒すぎても睡眠を妨げるため、心地よいと感じられる程度に温度調節をする。 ▶光：30 ルクス（月明かりの明るさ）以下の赤色系の光が適している（蛍光灯の青い光はメラトニンの分泌抑制が強い）。パソコンやスマートフォンなどの明るい（30 ルクス以上）液晶画面も大脳を活性化し、入眠障害の原因となる。 ▶音：継続的な音よりも断続的な音のほうが大脳を刺激し、より不眠の原因となる。入院中は夜間の医療者の話し声や足音、モニター音なども不眠の原因となるため配慮する。 ▶寝具・寝衣環境：ひと晩に寝具に吸収される発汗や不感蒸泄は 200mL 程度であるため、マットレスや枕は吸湿性・通気性のあるものにする。また、体動や寝返りがしやすく、疲れにくくするには身体が沈み込まない程度の適当な弾力性が必要である。 ▶寝衣：身体を締めつける下着や寝衣は緊張感を与え、睡眠を阻害する。 ❷生活リズムが乱れると体内リズムが崩れ、睡眠に支障をきたすことになる。夜遅くまでテレビやスマートフォンを見るなど高照度の環境でいると、生体リズムの夜型化や不規則化を生じる。同調因子である太陽光を昼間に浴びたり、朝食をしっかりとったり、日中に運動を取り入れるなど同調因子を強化し、正常な昼夜サイクルを維持する。 ❸ストレスの多い状況をなくすため、現在の環境への適応を促進するよう援助する。入院中は夜間の治療やケアが睡眠を妨げる場合もあるため、患者の睡眠パターンを考慮したケア計画が必要である。また、病室など制限のある環境においてはプライバシーが保てるよう配慮する。同室者のいびきなど一緒に寝る人が要因の場合は、寝室を別にしたり耳栓をするなどの工夫をする。入浴や足浴などのリラクセーションは入眠促進の方法としては有効である。 ❹肝臓や腎臓の機能が低下している患者や高齢者の場合には副作用の出現に留意する。持ち越し現象によって翌日にふらつきが起こると、転倒転落につながる危険性もあるため注意する。
E-P 教育計画 ❶睡眠衛生指導（**P.67**「不眠」の項を参照） ❷睡眠パターンの混乱を引き起こす要因について、患者と重要他者を指導する（**P.69表4**）。 ❸就寝儀式を行うよう指導する。 ❹服薬指導を行う。	❶❷睡眠に対する正しい知識や不眠に対する正しい対処法を指導する。 ❸就寝前の歯磨きや短時間の読書など、睡眠への条件反射を導く行動や習慣（就寝儀式）は睡眠への移行を促進する。小児の場合はお気に入りの毛布やぬいぐるみも有効である。 ❹患者の判断で睡眠薬を中止することで不眠が増悪する場合がある。指示どおりに服用できるよう指導する。

看護診断 ❶❼ 睡眠パターン混乱

18 不使用性シンドロームリスク状態

尹 玉鍾

どんなときに挙げる診断？（診断の意味）

　人の身体は、不活発な日常生活や過度な安静などによって筋肉の萎縮・関節の拘縮、心肺機能の低下、認知力低下、消化機能低下、排泄機能の低下などの体組織の崩壊が起こります。

　体組織の崩壊が起こると、局所症状としては関節拘縮や筋萎縮、骨萎縮、褥瘡、全身症状としては起立性低血圧、心肺機能の低下、精神症状としては知能低下、うつ傾向が現れます。これらの状態は廃用症候群といわれ、特に高齢者は悪循環に陥るリスクが高く、重度の身体障害がなくても寝たきりになります。

　「不使用性シンドロームリスク状態（risk for disuse syndrome）」とは、「指示された、またはやむをえない筋骨格系の不活動状態のために、体組織の崩壊が起こりやすく、健康を損なうおそれのある状態」と定義されます。英語の disuse は「使わない」の意味をもち、不使用性シンドロームリスク状態は、廃用症候群リスク状態ともいえます。

　不使用性シンドロームリスク状態になる危険因子には、意識レベルの変化、麻痺、装置や装具による固定、指示された体動制限、疼痛などが挙げられます。

　以下のような状態で挙げることが多いでしょう。
- 慢性疾患などで入院生活・入所生活などが何か月も続いている
- 脊椎疾患、骨切などで指示された体動制限がある
- 外科的装置や装具（ギプス）による固定で同じ姿勢を続けている
- 脳卒中、認知症などによる意識レベルの変化や麻痺がある
- がんの末期で疼痛がある
- 精神的疾患による活動低下がある
- 過剰なケア、反復的な病院や施設入所への環境の変化

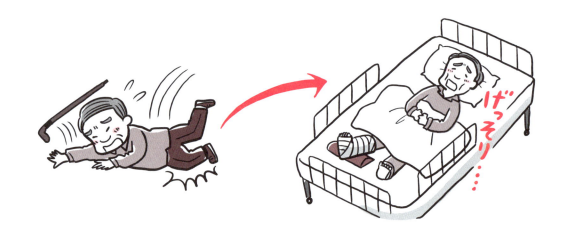

標準看護計画

期待される結果（看護目標）
- 意識レベル・麻痺に応じた自発的な運動ができる。
- 日常生活動作の拡大がみられる。
- 萎縮・拘縮の予防ができる。
- 基礎疾患・合併症への影響が少なくなる。

看護計画	根拠
O-P 観察計画 以下の項目の有無と程度を確認する。 ❶身体的要因：疾患や障害、疾患・障害の症状、麻痺、意識レベルの変化、疼痛、薬剤の副作用、萎縮・拘縮 ❷環境的要因：装置や装具による固定、指示された体動制限、病院や施設の入所 ❸状況的要因：誤ったケア提供、加齢 ❹心理・社会的要因：生活意欲低下、役割喪失	❶❷❸❹意識障害、筋・骨格系の疾患や障害があると、その病態の管理のため安静を余儀なくされ、生活範囲が狭くなり運動量が減少する。安静臥床が続くと、健常者でも筋力は1日約2％、1週間で10〜15％低下し、高齢者では1か月近く臥床していると歩行困難になるおそれもある。❶❷❸❹などの要因で不活動の期間が長くなると、筋力低下、筋萎縮、関節拘縮、骨粗鬆症、起立性低血圧、褥瘡、精神機能低下などが生じる。この状態は活動性を低下させ、局所的症状にとどまらず全身の機能を低下させ、全身性症状につながる悪循環となる。 ❶精神安定剤、高血圧治療薬、利尿薬、睡眠導入薬、抗ヒスタミン薬などの薬は、眠気、起立性低血圧、視力障害などの副作用によってADLを低下させ、ますます悪化の要因になる。 ❷❹入院などによって長い期間、刺激の少ない環境にいることや、役割喪失、加齢に伴う感覚器の機能低下などは、意欲低下、判断力低下、うつの症状などを生じうる。 ❸誤っているケアには、高齢者の自発的活動の機会を奪うような過保護、不適切な訓練による肩関節炎、過度な筋力訓練による筋力低下などがある。
C-P ケア計画 ❶身体的アセスメントを行い、早期離床・日常生活のリズムを早期に確立する。 〈例〉 ● 対象者の体調に合わせた生活スケジュールを立て、活動と休憩のバランスを図る。このとき、対象者の協力と理解のもと行い、一方的な押しつけはしない。 ● 離床・活動時に、心拍数の上昇、横隔膜の動きの制限などの呼吸機能の低下はないか、注意する。 ● 活動性の低下が、食事・水分摂取、排泄、清潔、睡眠などの日常生活に影響していないか、注意する。 ❷よい姿勢を保持するため、体位変換を行ったり、枕などを利用する。 〈例〉 ● 肩関節、股関節、足関節の良肢位保持 ● 立位保持 ● 体位変換、自力での寝返りの援助	❶筋萎縮、関節拘縮予防を優先し、心身の活動性を高める（P.74 表1）。 ❶3週間の安静で心肺機能が10〜20％低下するといわれているため、バイタルサインの変化や自覚症状に注意する。 ❶体を動かさないと、消化管の蠕動運動が低下し食欲不振となる。食欲不振は意欲低下、便秘、活動低下につながるため、睡眠や食事の状況をアセスメントする。 ❶活動性が低下していると、排泄の不安から水分摂取が控えめになり脱水のおそれがあるほか、嚥下障害、清潔にも影響するため、それらの確認も必要である。 ❷肩関節、股関節、足関節は、特に拘縮が起こりやすい。肩関節は肘の下に入れると軽度に前方挙上、外転位となる。また、股関節は大腿外側に入れ外旋を防止、足関節にはフットボードを使用し尖足を予防する。 ❷立位保持は廃用性骨萎縮の予防に有効であるが、起立性低血圧に注意する。 ❸関節可動域訓練を行い、関節拘縮を予防・維持・改善する。症状に合わせた正しいトレーニングは萎縮した筋肉を回復させるので、チーム医療のなかで行う。

看護診断 18 不使用性シンドロームリスク状態

	看護計画	根拠
C-P ケア計画	❸関節可動域訓練、マッサージを行う。 〈例〉 ●関節可動域訓練を行うときには、了解を得たあとに行い、痛みを訴えた場合その範囲以上は動かさない。 ●ベッドに寝たまま足を回す、手や足先をもみほぐす、血管の走行に沿って血液が心臓に戻るようにマッサージすると効果的である。 ❹自分でできるように環境を整える。 ❺意識レベルや活動性に応じ、していたことから、できること・したいことをみつける。 ❻栄養のバランスを図る。	❹食事、排泄、睡眠、歩行など、日常生活動作に適切な環境づくりに努める。 ❺対象者の興味のある、以前行っていた趣味・特技を生かし、できること・したいことができる機会を提供する。 ❻筋肉はタンパク質でできており、合成と分解が常に繰り返される。タンパク質は、肉・魚・卵・牛乳などに多く含まれる動物性タンパク質と、大豆や穀物などに多く含まれる植物性タンパク質がある。
E-P 教育計画	❶生活行動は訓練などの運動とつながることを理解してもらい、生活のなかで生かす必要性について説明する。 ❷できる、している、したい動作について対象者・援助者の間の情報交換を行い、日常生活の工夫をする。	❶援助もしくは訓練による運動だけでなく、日常生活のなかで動作をつなげることで効果があることを十分説明し、協力を得る。 〈例〉 ●トイレへ行くことができれば食べる行動の半分ができる。 ●花を植えることができれば、箸で食べ物をつまんで食べることができる。 ❷定例行為（誕生日会、適度なレクリエーション、入浴、掃除など）を行い、生活にメリハリをつける。 ●患者の買い物、調理、掃除、服薬の管理などのニードを把握していると援助しやすい。 ●認知強化方法（わかりやすいカレンダー・時計・連絡簿）をつくる。 ❷情報交換を促すことで対象者の意欲向上やスタッフ・家族が積極的に対応でき、心理的にも安静できる。 〈例〉 ●対象者が調理しやすいように食材を準備・保管する。 ●衣服の着替えをしやすくするために、衣服は見えるところ、手の届くところに置く。 ●安全のため、家庭内の家具の配置の検討、物品の整理、照明を変えるなどを行う。 ●対象者が自分でできるように適応用具を準備する（長い取っ手、持ちやすいカップ、皿、箸、食物トレーなど）。

表1　筋萎縮と関節拘縮

筋萎縮	●人の身体は、重力の影響を受け、自分の体重や運動により、その機能を保つ。しかし、不動（装置や装具による固定）や臥床などで体重負荷が少なくなると、筋肉内のタンパク質などが減少し萎縮が起こる ●筋力の衰えは、骨折、筋萎縮、関節拘縮、褥瘡、骨粗鬆症、起立性低血圧、精神的合併症、便秘などにつながる ●筋力の測定には、一定の筋力があるかを判断する徒手筋力テストや、太さを測定して左右の差をみる方法がある
関節拘縮	●関節は動かさないと4日目に組織的変化を起こし、3週間で可動域の減少がみられるとされる ●特に、股関節の外旋・屈曲、足関節の内反や尖足ができやすい

19 身体可動性障害

安藤敬子

どんなときに挙げる診断？（診断の意味）

「身体可動性障害」は、mobility（活動／運動）を意味する類に属しています。定義は、「自力での意図的な身体運動や四肢運動に限界のある状態」です。「意図的な」という意味は、「目的に合った動きができるか？」ということになります。

身体を動かすためには、何が必要でしょうか？まず思い浮かぶのは、骨折や拘縮などの筋肉や骨、関節に異常や問題がないことでしょう。その他、中枢・末梢神経に問題がありスムーズな調和のとれた動きができない、呼吸器や循環器に問題があり体を動かすことによって息苦しさが生じ、心臓への負担が大きい（活動耐性の低下）、活動のための栄養摂取が十分に行えない状態です。また、動かそうという動機や意欲が十分でない場合、認知機能の低下があるときなども含まれます。以上のような状態で挙げることが多いでしょう。

標準看護計画

期待される結果（看護目標）
● 目的的な活動ができる。または、運動に制限があっても目的を達成するための行動ができる。

看護計画	根拠
O-P 観察計画 1. 診断や障害部位の確認 2. 以下の項目の有無および程度 ❶ 筋・骨格系の障害 ❷ 神経・筋系の障害 ❸ 呼吸器・循環器系の障害 ❹ 動機づけの減退 ❺ 認知障害 ❻ 倦怠感 ❼ 疼痛 ❽ 筋力および筋肉量の低下 ❾ 感覚や知覚障害 ❿ 不安や気分（憂うつな状態など） ⓫ 年齢 ⓬ 栄養状態	1. あらゆる検査結果から障害部位や身体の状態を知ることで、可動できる身体か把握する。 2-❶❷❸ 身体を動かすためには、筋・骨格系、神経・筋系、呼吸器・循環器系の十分な機能が必要である。筋、骨格、関節の状態、例えば痛みや関節の変形などがないか、神経系では、姿勢を保ち、スムーズな運動が行えるか、また、活動に必要な酸素や栄養素の運搬や取り込みなどが十分にできるかなども身体可動性に大きく影響する。 2-❹❺❻❼❿ 目的的に体を動かすためには、動機が必要である。うつや不安な状態などの気分が沈んでいる状態や痛みがあるときなど、運動しようという気持ちが起こらないこともある。 2-❽❾⓫ 加齢に伴う筋肉量や筋力の低下などの身体機能の低下が考えられるためである。

看護計画	根拠
C-P ケア計画 ❶対象の自立を助け、また、転倒・転落などの事故がないように適切な道具や環境を整える。 ●筋・骨格系の障害では、補助具としてコルセットや松葉杖、歩行杖などが用いられる。呼吸器・循環器系に問題があれば、酸素吸入を行う。 ❷リハビリテーションを実施する。 ❸励ましや声かけを行う。 ❹意欲が高まるような環境を整える。 ❺薬剤の使用などにより、障害になる状況を改善する。 ❻対象に合った方法を本人や家族とともに検討する。 ❼計画を対象に合うように随時変更し、他部門のスタッフとも情報交換を行う。	❶対象の目的や希望に応じた行動ができるようにする。一方で、転倒や転落などの事故を防ぐための環境づくりも大切である。 ❷❼リハビリテーションを行いながら、身体の可動性を維持、向上させていく。筋肉や関節の機能維持や向上だけではなく、呼吸リハビリテーションや心臓リハビリテーションなども実施される。病棟でできるものもあるので、他部門と連携し、情報交換や目標達成度などを検討していく。 ❸❹患者のモチベーションに応じて声かけや励まし、環境調整を行う。 ❺薬物の使用によって痛みや気分の沈みなどを改善し、活動できるようにする。 ❻家族にも協力を求め、身体可動性のレベルを維持、向上できるようにする。
E-P 教育計画 ❶無理をして悪化したり危険な状況にならないよう説明を十分に行う。 ❷家族や介護者に対象を励ますよう説明する。 ❸援助が必要な場合は、家族や介護者に自立を考慮した介入を行ってもらうよう説明する。 ❹患者に無理をさせることではなく、身体機能に応じた活動ができればよいことを、患者だけでなく家族や介護者に伝える。	❶❷❸❹対象自身が、焦燥感や不安を感じることがある。身体機能レベル以上の活動をすることによる危険性も考慮し、十分注意しながら進めることが必要である。長期間、問題が継続することもある。家族や介護者と連携し、情報交換していくことも大切である。

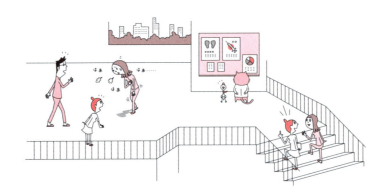

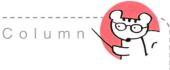

Column 筋肉とリハビリテーションの意外な関係

　筋力を強く大きくするためにリハビリテーションを実施します。筋力アップするためには、自動運動（自力での運動）と他動運動（ほかからのはたらきかけの運動）のどちらがいいでしょうか？　正解は、自動運動です。他動運動は、関節可動域の拡大や維持が目的です。

　筋肉量を増やしたいときは、筋肉に刺激を与えます。刺激で筋組織の破壊が起こり、修復する過程で筋肉がより強く大きくなります。例えば、テニスや野球をする人の腕をイメージしてみてください。

20 歩行障害

古川秀敏

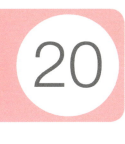

どんなときに挙げる診断？（診断の意味）

「歩行障害」は、「環境内での自力徒歩移動に限界のある状態」と定義されています。何らかの理由により、自分自身の力で歩行することが困難な状態であるといえます。

以下のような状態で挙げることが多いでしょう。

- 脳梗塞や神経難病などによる運動神経障害がある
- 筋ジストロフィー症や重症筋無力症などによるミオパチー（骨格筋障害）がある
- 拘縮などによる関節の可動域に障害がある
- 寝たきり、骨折に対するギプス装着などにより筋力の低下がある
- 平衡感覚の障害がある

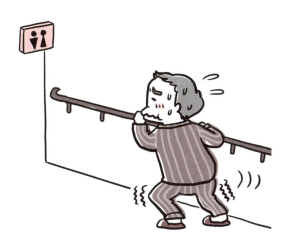

標準看護計画

期待される結果（看護目標）
- 水平面を○○m歩行できる。
（水平面、○○の部分は障害の度合いや患者の状況に合わせて設定する。例えば、勾配2度の斜面を10m歩行できる、15cmの段差を乗り越えられる、など）

看護計画	根拠
O-P 観察計画 ❶歩行距離 ❷歩行の姿勢 ❸歩行時間 ❹歩行スピード ❺表情 ❻歩行に対する気持ち ❼やりたいこと ❽歩行環境 ❾視野・視力 ❿バランス能力（開眼片足立ちテスト、ロンベルグ試験）	❶❷❸❹患者が目標を達成しているかの評価基準となる。 ❺歩行による疲労などを評価できる。 ❻❼歩行に対する気持ちやりたいことを確認することでより具体的に目標を設定できる。例えば、「トイレまで歩いていきたい」という気持ちが確認できれば、それを達成できる距離を目標として設定することができる。 ❽歩行する環境が患者の状態に合っているか判断する。 ❾人は外界から受け取る情報のうち80％以上を視覚によって得ているといわれている。患者の視野や視力がどれぐらいかを知ることは、歩行時の危険回避に役立つ。また、右脳の疾患では、左側の空間が認識できなくなる左半側空間無視を生じるこ

看護計画	根拠
O-P 観察計画 ⑪認知能力 ⑫下肢筋力	とがある。視野を確認し、歩行時に危険が及ばないよう配慮する。 ⑩バランス能力とは、静止あるいは動的動作における姿勢維持の能力のことをいう。この能力には、感覚器系、中枢神経系、筋骨格系の要素が関与する。バランス能力の簡便な評価方法として開眼片足立ちテストやロンベルグ（Romberg）試験がある（**図1**）。 ●開眼片足立ちテスト：目を開けたまま状態のまま片足で立ってもらい、片足立ちをしている時間を測定する。高齢者の平均値を**表1**に示す。 ●ロンベルグ徴候：両足をそろえて立った状態で目をつぶると、身体が動揺して著しく不安定になる現象である。小脳の障害や末梢神経障害、前庭・三半規管の障害などで陽性となる。 ⑪認知能力の低下は危機回避能力を低下させる。 ⑫筋力は徒手筋力テスト（MMT）などで評価を行う（**表2**）。筋肉を使い、その筋肉が担当する部位を重力に打ち勝って持ち上げることができれば、MMTは3以上となる。
C-P ケア計画 ❶歩行が不安定な場合は、脇を抱え、転倒に備える。 ❷見守る場合は、すぐに手を出せる距離にいる。 ❸歩行環境の整備 ❹歩行時の声かけ ❺ウォーミングアップ ❻筋力トレーニング・バランストレーニング ❼歩行訓練	❶❷歩行時に起こりやすい事故は転倒なので、常に転倒に備える。 ❸患者に合った歩行環境を整える。その際、歩行に必要な補助具（杖、歩行器）なども用意する。 ❹杖や足を出す順序などを声に出すことで運動のリズムを一定にさせたり、患者の意識を動かす足や段差などに集中させることができる。 ❺❻深呼吸しながらのストレッチ、足踏み、足首回しなどを行い、筋肉をほぐしておく。歩行にかかわる筋肉には、中殿筋、大殿筋、大腿四頭筋、下腿三頭筋、ハムストリング、腓腹筋、ヒラメ筋などがある。これらの筋肉の筋力を維持・向上させるために訓練を行う（**図2**）。理学療法士などと協力し合い、目標を互いに確認するとともに、訓練の方法を統一することも大切である。 ❼歩行訓練を行い、目標が達成できたか判断する。歩行訓練は平行棒内歩行→4点杖歩行→T杖歩行→杖なし歩行の順で進める。
E-P 教育計画 ❶歩行に合った服装や靴を着用するよう指導する。 ❷疲労や心身に異常がみられた場合は、無理をせず看護師に告げるよう指導する。	❶裾の長いズボンは、裾を踏むことで転倒につながる場合がある。また、スリッパでの歩行訓練では滑ってしまい、転倒することも考えられる。歩行に適した靴を履いてもらう。 ❷疲労や心身の異常は転倒につながるおそれがある。

図1 平衡機能試験

開眼片足立ちテスト

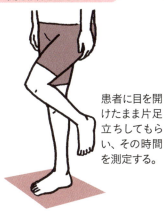

患者に目を開けたまま片足立ちしてもらい、その時間を測定する。

ロンベルグ試験

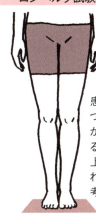

患者に両足をそろえてもらい、つま先を閉じて立位をとれるか、開眼時と閉眼時で確認する。正常時は閉眼しても5秒以上保持できる。ふらつきがみられた場合、小脳の障害などが考えられる。

表1 開眼片足立ちテストの年齢別平均値

年齢	男性（秒）	女性（秒）
65～69	87.88	89.05
70～74	76.65	71.88
75～79	58.39	52.15

「平成27年度　体力・運動能力調査結果」（スポーツ庁）より作成

表2 徒手筋力テスト（MMT）

- MMTは、各部位に抵抗力や重力を加えた状態で運動を行い、筋力を評価する。
- 筋の収縮がない状態を0とし、健常筋と同じ筋力を5とする。0～5の6段階で評価する。

5	Normal（N）	正常。最大抵抗を加えても、最終運動域を保ち続ける
4	Good（G）	ある程度強い抵抗を加えても完全に関節を動かすことができる
3	Fair（F）	重力に抵抗して運動できるが、抵抗があると運動が妨げられる
2	Poor（P）	重力に抵抗して動かせない
1	Trace（T）	筋肉の収縮は認めるが、関節運動は起こらない（筋電図で反応）
0	Zero（Z）	触知によっても視察によっても無活動で、筋の収縮がない（完全麻痺）

図2 バランス運動の例

❶足の指でグー、パー

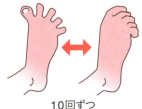

10回ずつ

❷タオルを足の指でたぐる

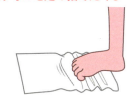

5回程度

❸足首の運動

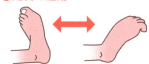

10回ずつ足首を上下に動かす

10回足首をぐるぐる回す

❹つま先立ち

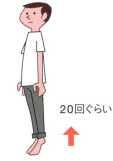

20回ぐらい

❺つぎ足歩行

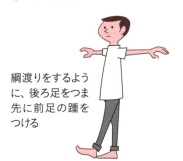

綱渡りをするように、後ろ足をつま先に前足の踵をつける

❻横歩き

横方向に歩く。左右の安定性が向上する

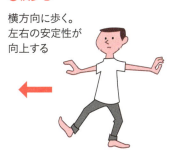

長谷川光久執筆，中山恭秀，安保雅博監修：歩行訓練 転ばぬ前に能力アップ．東京都地域リハビリテーション支援事業，区中央部地域リハビリテーション支援センター，東京慈恵医科大学付属病院，これは使えるリハビリパンフレット：39．より改変して転載
http://jikei-reha.com/pdf/pamphlet3.pdf（2016.11.10. アクセス）

看護診断⑳　歩行障害

21 消耗性疲労

姫野深雪

どんなときに挙げる診断？（診断の意味）

「消耗性疲労」とは、「どうしようもない持続的な脱力感、および通常の身体的作業や精神的作業をこなす能力が低下した状態」と定義されており、リスク型看護診断ではなく、患者の身体に何らかの症状が出現し、患者自身に大きく影響を及ぼしている問題焦点型看護診断であるといえます。

この定義より、患者に疲労感がある場合に用いられる看護診断ですが、「活動／休息」の領域の看護診断「活動耐性低下」あるいは「活動耐性低下リスク状態」と区別する必要があります。診断指標より区別する考え方として、「消耗性疲労」の場合、治療的制限がなく患者自身が何とかセルフケアが可能であるときに使用できます。しかし、「活動耐性低下」あるいは「活動耐性低下リスク状態」では、患者自身のセルフケア行動で血圧低下などの身体的影響が著しく、病状を悪化させる可能性が高いため、治療的制限をもつ場合に用いられることになるでしょう。また、外科的治療を受ける患者では、正常な経過をたどりながらも、手術などの侵襲によって倦怠感が強い場合にも用いられます。しかし、倦怠感などの原因が疼痛であるならば「急性疼痛」、術後合併症により正常な回復過程がたどれない場合は「術後回復遅延」あるいは「術後回復遅延リスク状態」の看護診断の適応となります。

以下のような状態で挙げることが多いでしょう。
- 化学療法などの治療によって倦怠感や疲労感が強く、セルフケアに支障がある
- 疾患の進行により、疲労感が強く、活動意欲が乏しく、ADLが低下している
- 手術などの身体侵襲による疲労感が強く、積極的な早期回復に向けた行動ができない

標準看護計画

期待される結果（看護目標）

倦怠感が軽減でき、患者のセルフケアが満たされる方向性から考える。
- 疲労感が軽減でき、セルフケアを満たそうとする行動をとることができる。
- 疲労感が軽減でき、元のADLに戻すことができる。
- 疲労感が軽減でき、積極的に身体を動かすことができる。

看護計画	根拠
 O-P 観察計画	❶倦怠感の有無とその程度 ❷疲労感の有無とその程度 ❸周囲に対する無関心の状態とその程度 ❹熟睡感を含む睡眠状況と活動量の変化 ❺セルフケアの充足状況と経時的変化 ❻1日の活動量の変化	❶❷❸患者の倦怠感や脱力感、疲労感は、患者の活動意欲やADLに大きく影響する。そのなかでも経時的変化に注目し、患者の消耗している原因を明らかにする。 ❹患者が消耗を回復する方法として、休息が必要である。その場合、夜間の睡眠の長さだけでなく熟睡感などの休息の質が重要となる。

看護計画	根拠
O-P 観察計画 ❼体力を消耗するできごとの有無(治療、薬物、手術) ❽ADLの変化 ❾バイタルサイン ❿食事摂取量の変化 ⓫活動できないことによる罪悪感の有無	❺消耗性疲労の場合、患者自身のセルフケアが阻害要因となっていることが問題となる。そのため、患者自身がどの程度セルフケアを充足できているかを観察し、体力の消耗を推測する指標とする。 ❻活動量の増加は、体力の消耗を増加させ、疲労感を強める傾向がある。 ❼消耗性疲労の原因となるものが、化学療法によるものならば、副作用との関連を検討する必要がある。また、手術ならば、身体侵襲と回復過程を照合して、今後の見通しをもつ指標となる。 ❽患者の活動範囲の広がりは、体力の消耗を増加させる。 ❾代謝性の疾患によるものでは、代謝亢進による頻脈や発熱などがある。 ❿食事摂取量とエネルギー消費量のバランス不良により、消耗性疲労をまねくこともある。 ⓫思うように活動できないあせりや自責感によりストレスを抱え、休息と活動のバランスが崩れ、よりいっそう疲労してしまう。
C-P ケア計画 ❶休息と活動のメリハリをつけて、1日の生活リズムを整える。 ❷疲労感によりセルフケアを満たせない、あるいは満たすことができない場合、清潔ケアなど日常生活を整える。 ❸患者の活動意欲を引き出せるように、小さなゴールを設けて日々のセルフケアを患者自ら実施できるように促し続ける。 ❹活動を促す場合、休憩を挟みながらケアを行う。 ❺患者のADLを拡大できるように自助具(車椅子使用など)を活用し、患者の活動が安定したら、徐々に自立できるように支援する。 ❻日中にできる限り患者自身の行動を促し、夜間は熟睡できるようにする。 ❼十分に活動と休息ができるように環境に配慮する。 ❽消耗性疲労による活動性や意欲の低下に対して、その理由を説明し、患者自身できない自分を責めないようにかかわる。 ❾消耗性疲労による活動性や意欲の低下に対して、その理由や患者に及ぼすメリットとデメリットについて家族に話し、家族の協力を得て、あせらず活動意欲を維持・向上させるように家族と医療者ともに一貫した態度で患者に接して、患者に安心感を与える。 ❿家族に対して、医療者とともに患者を支援していることの大変さを共感し、励ます。	❶❹体力の消耗をコントロールして、むだなエネルギーの消費を防ぐ。 ❷❸❺患者の疲労感に応じて、セルフケアを満たすように支援し、患者自身が快適に過ごせるように日常生活を整えることで活動意欲を引き出す必要がある。そのためには、小さな成功体験を積み重ねるという自己効力感を活用する。 ❻❼質のよい睡眠や休息がとれて、体力が早く回復するように環境などにも配慮する。 ❽思うようにできないことによるいらだち、あせり、自責感やストレスを感じることで十分に休息などをとることができず、精神的に消耗させてしまうこともある。 ❾治療や術後の一過性の消耗性疲労の場合、患者や家族が不安になることで精神的な消耗を予防するため、適切な知識を与えて早期回復ができるようにする。 ❿消耗性疲労の場合、精神的な影響も大きいため、家族の協力も必要である。しかし、家族も患者の理解や支援するにあたりストレスなども抱えやすいため、家族へのケアも必要である。

看護診断 21 消耗性疲労

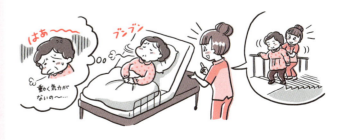

看護計画	根拠

E-P 教育計画

❶活動性や意欲の低下に対して、その理由や活動しないことで及ぼすメリットとデメリットについて必要性を説明する。
❷活動意欲があっても、疲労感などが強い場合、無理せず看護師に伝えるように指導する。
❸1日の生活において、疲労感や倦怠感を強く感じる時間やできごと、疲労感などを減少する方法などを患者と相談して、1日の生活リズムをつくり、活動するように指導する。

❶❷患者と家族が現状をしっかり認識して、活動に関する理解を深めて、対処できるように指導する。
❸化学療法などの治療を受ける患者では、繰り返される治療においてセルフマネジメントが実施できるよう、経験を活用できるように支援する。

消耗性疲労で注意したい倦怠感の表し方 Column

　消耗性疲労の看護診断は、終末期の患者の看護問題で使用することもあります。それは、全身倦怠感の強い患者にとって、身体を動かすことでも体力を消耗してしまうためです。よって、消耗性疲労の診断を用いるとき、患者の全身倦怠感の程度などを観察することは重要といえます。

　がん患者の倦怠感は、NCCNガイドラインで「がんやがん治療に関連した身体的、情緒的あるいは認知における主観的な疲労感で、最近の労作に比例せず、日常生活を妨げるようなしつこい極度の疲労」と定義されています。そのなかで、がん患者の治療上の副作用として、CTCAE（有害事象共通用語基準）では、疲労と倦怠感をGradeでその程度を客観的に観察できるように示されています（表1）。消耗性疲労のように患者の主観的要素が影響してしまうものに対して、CACTEやPS（表2）による疲労・倦怠の程度のスケールなどを活用し、誰でもその状態を評価できるような看護計画の立案は、より患者のケアを充実させることができます。

表1　化学療法による有害事象

有害事象	Grade1	Grade2	Grade3	Grade4
疲労	休息により軽快する疲労	休息によって軽快しない疲労；身の回り以外の日常生活動作の制限	休息によって軽快しない疲労；身の回りの日常生活動作の制限	―
倦怠感	だるさ、または元気がない	だるさ、または元気がない；身の回り以外の日常生活動作の制限	―	―

「有害事象共通用語規準 v4.0 日本語訳 JCOG，JCOG ホームページ（http://www.jcog.jp）」より許諾を得て転載

表2　PS（performance status）による疲労・倦怠の程度

0	全身倦怠感がなく平常の生活ができ、制限を受けることなく行動できる	5	通常の社会生活や労働は困難である。軽作業は可能であるが、週のうち数日は自宅にて休息が必要である
1	通常の社会生活ができ、労働も可能であるが、全身倦怠感を感ずるときがしばしばある	6	調子のよい日は軽作業は可能であるが、週のうち50％以上は自宅にて休息している
2	通常の社会生活ができ、労働も可能であるが、全身倦怠感のため、しばしば休息が必要である	7	身の回りのことはでき、介助も不要ではあるが、通常の社会生活や軽作業は不可能である
3	全身倦怠感のため、月に数日は社会生活や労働ができず、自宅にて休息が必要である	8	身の回りのある程度のことはできるが、しばしば介助が要り、日中の50％以上は就床している
4	全身倦怠感のため、週に数日は社会生活や労働ができず、自宅にて休息が必要である	9	身の回りのことはできず、常に介助が要り、終日就床を必要としている

慢性疲労症候群（CFS）診断基準（平成25年3月一部改訂）より引用

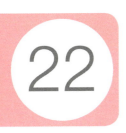

22 活動耐性低下

安藤敬子

どんなときに挙げる診断？（診断の意味）

「活動耐性低下*」は、「心血管／肺反応」の類に分類されていることに注目してください。循環・呼吸機能の低下によって「**必要な日常活動または望ましい日常活動を持続や遂行するための、生理的あるいは心理的エネルギーが不足した状態**」のときに挙げます。

以下のような状態で挙げることが多いでしょう。

- 喘息や肺炎、慢性閉塞性肺疾患（COPD）などの疾患によって呼吸機能が低下し、活動に耐えられない状況
- 心不全や心筋梗塞などによって循環機能が低下し、活動に耐えられない状況
- 脳や脳幹部などの中枢機能の障害による呼吸状態

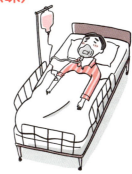

の低下
- 酸素を含む血液の循環が途絶えることによって起こる状態
- 上記の生理的問題があり、心理的に活力（エネルギー）がわかない状態

＊活動に必要な機能が低下し、活動をすることが困難であることを示す。

標準看護計画

期待される結果（看護目標）　●活動に耐えられる循環・呼吸機能を維持または増進することができる。

看護計画	根拠
O-P 観察計画 ❶バイタルサイン・SpO₂ ❷呼吸状態（起座呼吸の有無）・パターン ❸呼吸音・副雑音 ❹息切れ、呼吸困難感、息苦しさなどの自覚症状 ❺チアノーゼや冷感の有無 ❻活動量に対する自覚症状 ❼心音 ❽心電図 ❾血液、血液ガス検査 　●RBC、Hb、Ht、PaO₂、PaCO₂、BE ❿画像診断	❶循環や呼吸機能の観察を行う。もし、酸素を十分に取り込むことができない場合、代償機構がはたらく。例えば、呼吸数や脈拍の増加などである。また、SpO₂を測定することで末梢まで十分に酸素を運べているかを観察する。ただし、SpO₂はHbと酸素の結合状態を示しているものなので、Hb自体の量が低下している場合、末梢まで十分な酸素が行き渡っているとはいえないので注意が必要である。 ❷起座呼吸があれば、トイレにも行けないほどの息苦しさがある。また、呼吸パターンの観察を行うことにより、障害を起こしている部位の予測ができる。 ❸全身の細胞の営みに必要な量の酸素を体のなかに取り込む肺の機能や状態を推測することができる。併せて、X線写真など

看護計画	根拠
O-P 観察計画 ● 胸部 X 線写真 ● CT、MRI ⑪ 喫煙歴 ⑫ 職業 ⑬ 既往歴 ● COPD ● 気胸 ● 喘息発作 ● 脳血管障害 ● 外傷 ⑭ その他 ● 体重や浮腫の有無、水分摂取量や尿量 ● 大量の出血 ⑮ 活動への意欲 ⑯ 活動レベル 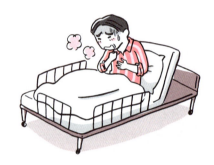	を用いると明らかである。 ❹❻活動をして息苦しいのか、活動する前から息苦しいのか、自覚があるかを確認する。 ❺十分に酸素を体に取り込めていないと、酸化ヘモグロビンよりも還元ヘモグロビンのほうが多くなり、口唇や末梢にチアノーゼが生じる。 ❼❽❾血液を全身に運ぶ機能が十分に整っているかどうかを確認する。 ⑩病巣や炎症の部位などの位置や状態を確認する。 ⑪長期間の喫煙により、肺の硬化や分泌物の増加のため、気道の浄化および肺のコンプライアンスが低下する。 ⑫職業によっては、有害な物質を呼吸の際に吸入するおそれがある。 ⑬肺機能の低下により酸素を含む血液が十分に循環していない状態である。また同様に、脳血管疾患や外傷によりそれぞれの部位で循環が途絶えてしまう場合でも、活動耐性低下が起こる。既往歴も把握する必要がある。 ⑭循環血液量が増加すると循環機能に影響を及ぼす。心不全の悪化に伴う肺うっ血を起こすため、体重や浮腫の有無、水分摂取量や尿量を観察する必要がある。逆に、外傷や手術などでの大量出血によって循環血液量が減少し、血圧の低下が起こる。また、赤血球などの喪失によっても、活動耐性低下が起こる。 ⑮⑯実際に自身でできる行動と本人の望んでいる活動レベルとのギャップについて確認し、あせりや不安についてもとらえる。
C-P ケア計画 ❶ 息苦しくない姿勢の保持 ❷ 衣類の選択 ❸ 酸素吸入 ❹ 薬物療法の援助 ❺ 日常生活行動に対する援助 ❻ その他 ● 呼吸訓練や呼吸・心臓リハビリテーションについての援助	❶❷胸郭の動きを抑制しない姿勢（起座呼吸など）や体位の工夫、衣類の選択を行う。 ❸医師の指示に従い酸素の投与を行う。 ❹循環障害や呼吸機能の改善のため、医師の指示どおりの薬物投与を行う。また、その反応（例えば尿量や血圧の値、自覚症状など）を確認する。薬物によっては併用禁忌の食品などもあるので注意する。 ❺日常生活行動やセルフケアも、息切れや動悸などによって実施できないことがあるので援助する。 ❻循環機能や呼吸機能の維持向上のために実施していることがある。状態の変化や負荷による変化などの観察を行いながら、援助することが必要である。
E-P 教育計画 ❶ 禁煙指導 ❷ 必要であれば水分制限や食事制限、禁煙などの生活改善について家族を含めて説明する。	❶呼吸機能の低下をまねかないために禁煙指導を行う。 ❷循環血液量の増加や体重増加による心機能への影響が懸念される。そのため、患者または家族に十分に説明を行う。

23 非効果的呼吸パターン

松下智美

どんなときに挙げる診断？（診断の意味）

「非効果的呼吸パターン」は、「吸気と呼気の両方またはいずれか一方で、十分に換気できていない状態」と定義されています。

以下のような状態で挙げることが多いでしょう。
- 不安や心因性の呼吸困難がある
- 肺拡張を妨げる体位
- 骨の変形、胸郭の変形がある
- 過換気がある
- 低換気症候群
- 筋・骨格系の障害がある
- 神経系の障害（脳波の異常、頭部外傷、けいれん性疾患など）がある
- 消耗性疲労がある
- 呼吸筋疲労がある
- 肥満である
- 疼痛がある

ただし、看護介入で解決をめざすことが困難な場合には、非効果的呼吸パターンがあることによって引き起こされる別の健康問題や潜在的な問題がないか、また、共同問題の対象となる可能性についても十分にアセスメントを行ったうえで適切な看護診断を導くことが大切です。

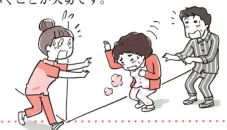

標準看護計画

期待される結果（看護目標）
- 呼吸回数が正常（成人で1分間に12〜16回）で、吸気と呼気が一定のリズムとなり、規則的な呼吸パターンが維持できる。
- 息切れが緩和または改善されていると表現する。
- 原因と、原因を予防または管理する方法を述べることができる。

看護計画	根拠
O-P 観察計画 ❶呼吸の回数・リズム・深さ ❷呼吸音 ❸胸郭の形態と動き ❹努力呼吸の有無、補助呼吸筋の使い方 ❺呼吸時の姿勢や行動 ❻喘鳴、咳嗽、喀痰の量・性状・色調 ❼意識レベル ❽バイタルサイン ❾ショック症状	❶❷❸❹❺❻呼吸パターンや肺のコンプライアンスを把握することは、原因を推察したり程度をアセスメントするために重要である。 ❼❽❾❿⓫呼吸パターンの異常に伴う全身状態の変化を把握するため、あるいは原因疾患の有無を把握するために重要である。 ⓬⓭呼吸運動に影響する要因をアセスメントするために必要な情報である。 ⓮疾患や薬剤によっては呼吸中枢や呼吸運動に影響し、呼吸パターンの異常をまねく場合があり、重要な情報である。

看護計画	根拠
O-P 観察計画 ⑩チアノーゼ ⑪検査データ（動脈血ガス分析、SpO₂、生化学検査、MRI、胸部X線検査、心電図検査） ⑫年齢、体格、労作、喫煙 ⑬筋・骨格系の異常の有無 ⑭基礎疾患および治療内容（使用薬剤など） ⑮発症時の状況、持続時間 ⑯精神状態（不安、興奮など）との関連 ⑰疼痛の有無・部位・程度 ⑱認知機能の障害の有無	⑮⑯⑰呼吸を乱す誘因となるものを推察するために必要な情報である。 ⑱効果的な呼吸パターンを維持するための方法を認識できているかどうかは必要な情報である。
C-P ケア計画 ❶気道の確保および気道の清浄化を図る。 ❷医師の指示に従って酸素吸入を行う。 ❸呼吸パターンを悪化させず、安楽に呼吸ができるように体位を整える。また、胸郭が十分に広がるように衣服の調整を行う。 ❹患者の不安や恐怖、苦痛を受容的な態度で受け止め、落ち着ける静かな環境を提供する。 ❺疼痛の緩和に努める。 ❻呼吸パターンの変調に伴って生じた一時的なセルフケアの不足を補う。 ❼ショック状態を引き起こしている場合は、すみやかに医師に報告し、指示に従って救命処置を行う。 ❽原因となる基礎疾患が存在する場合は、医師の指示に従って治療・薬剤の管理を行う。 ❾過呼吸時は、まず落ち着かせるために、患者の心理的ストレスを緩和する。ゆっくりと息を吸い、息こらえをした後、ゆっくりと吐くように誘導する。	❶適切な呼吸パターンに近づけ、換気と酸素化を維持するために重要である。 ❷酸素欠乏による苦痛や二次障害を防ぐために重要である。 ❸呼吸しにくい姿勢や、衣服で胸郭の動きが妨げられることにより、効果的な換気ができなくなる。また、呼吸筋や呼吸補助筋の緊張は酸素消費量を増やす。 ❹呼吸パターンの変調の誘因となっている精神状態を落ち着かせることが、呼吸パターンの改善のために必要である。また、呼吸ができないことにより生じる強い不安・恐怖などは呼吸を乱す誘因となり悪循環となる。 ❺疼痛は呼吸を乱す誘因となる。 ❻患者のニーズをとらえ、個別性のあるケアを行うことが重要である。 ❼❽医師の指示に沿って治療計画管理を遂行し、状態の改善に努めることが重要である。 ❾以前は紙袋を口に当てるペーパーバッグ法が推奨されていたが、過換気の原因が器質的疾患である場合に、この方法で低酸素に至り、生命予後に影響を与えるおそれがあるため、現在は行わないようになっている。
E-P 教育計画 ❶口すぼめ呼吸や腹式呼吸のような効果的な呼吸法を指導する。 ❷酸素療法の必要性や注意事項について説明する。 ❸酸素の欠乏によって起こり得る状態について説明し、呼吸機能に見合った活動と十分な休息がとれるよう患者とともに計画する。 ❹呼吸運動を維持するために十分な栄養と水分を補給するよう指導する。 ❺呼吸パターンを乱す原因の除去・コントロールや二次的合併症の予防のために必要な治療法、リハビリテーション、生活習慣の変容などについて説明する。	❶❷❸酸素を補う目的、欠乏による弊害を理解し、少しでも効果的な換気ができるように指導が必要である。 ❹呼吸筋の疲労回復および筋力低下、免疫低下を予防するために十分な栄養摂取が必要である。また、換気による水分喪失や、電解質の維持への影響を最小限にするために、水分を適切に摂取する必要がある。 ❺原因や合併症、それらのコントロール方法に対する理解を深め、自己管理を促進するためのかかわりが必要である。

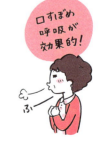

口すぼめ呼吸が効果的！

24 セルフケア不足
（入浴、更衣、摂食、排泄）

安藤敬子

どんなときに挙げる診断？（診断の意味）

「セルフケア不足」の定義は、「**自分のために入浴、更衣、食事、排泄行動を行う、あるいは完了する能力に障害のある状態**」です。

セルフケアの診断概念は、自分自身のために実施する活動です。運動器系・神経系の機能が十分ではない状態、または身体機能は十分であっても痛みや倦怠感などの問題や心理的なエネルギーの不足、安静や活動制限によってセルフケアが実施できない状態を意味します。

急性期では不足した部分を補うという意味合いが強いですが、慢性・回復期ではセルフケアができる能力を再獲得させることが目的です。

以下のような状態で挙げることが多いでしょう。
- 認知障害
- 筋・骨格系の疾患
- 神経・筋系の疾患

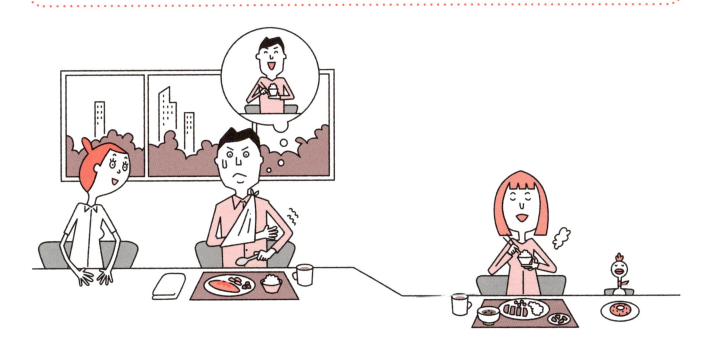

標準看護計画

期待される結果（看護目標）：身体や状況の程度に応じたセルフケア行動（入浴、更衣、摂食、排泄）を遂行または完了することができる。

	看護計画	根拠
O-P 観察計画	1. 診断や障害部位の確認 2. 以下の項目の有無および程度 ❶認知障害 ❷動機づけの減退／患者（対象）の意欲 ❸不快感 ❹環境による障壁 ❺倦怠感 ❻筋・骨格系の障害 ❼神経・筋系の障害 ❽疼痛 ❾知覚障害 ❿重度の不安 ⓫筋力低下 3. セルフケアの状態 ●入浴、更衣、摂食、排泄（詳しくはNANDA-Iのそれぞれの診断指標を参照）	1. 検査結果などから障害部位や身体の状態を知ることで実施可能なセルフケアの範囲を把握する。 2-❶セルフケアは、運動器系や神経系、認知機能などによる総合的な行動である。そのための危険回避や目的的な行動ができているか、認知障害を観察する。 2-❷動機によって行動が起こることから、動機づけ（モチベーション）の減退を観察する。 2-❹その人に合ったセルフケアができる環境が整っているかを観察する。 2-❻❼❾⓫筋・骨格、神経系の障害や知覚に問題があると活動に制限が生じる。 2-❿動くことで問題が生じるという思い込みで不安になり、身体活動を制限している場合がある。 3. セルフケアのレベルは、各看護診断を挙げる際の診断指標を参考にする。より具体的に評価することで、個別性のある目標の設定やケア計画が立案できる。
C-P ケア計画	❶安全を守る。 ❷自立を助け、使いやすい環境や物品を準備する。 ❸少しずつ実施範囲を広げるため、身体状況および動機に応じたリハビリテーションを実施する。 ❹意欲が高まるような環境を整える。 ❺対象に合った方法を本人や家族とともに検討する。 ❻適切な計画になるように随時変更し、他部門のスタッフとも連携する。	❶❺安全とは広い意味を指す。排泄であれば移乗や移動時の介入も含まれる。また、努責による血圧の上昇がないように緩下薬を内服することもセルフケアの一部である。摂食であれば、嚥下や咀嚼などの摂食機能のアセスメントを十分に行ったうえで誤嚥しないような形状を検討すること、入浴であれば、湯の温度を確認することや室内の温度調整なども含まれる。 ❷❹期待される結果は、その人の状態に合わせた範囲での自立である。十分なアセスメントを行うことで、自立を助けるための環境や適切な物品選択、創意工夫ができる。また、本人の意欲が高まるような工夫や目標設定をする。 ❸❻リハビリテーションなどによって実施範囲を拡大することができる場合が多い。そのため、他部門のスタッフとの情報交換や効果的な自立に向けた援助方法を検討、実施していくことが望ましい。
E-P 教育計画	❶家族や介護者に、自立に向けた励ましを行うよう説明する。 ❷家族や介護者の援助が必要な場合には、自立を考慮した介入を行ってもらうよう説明する。 ❸対象に無理をさせることではなく、身体機能に応じた活動ができればよいことを、患者および家族や介護者に伝える。	❶❷家族や介護者と適切な介助について検討していくことが必要である。 ❸患者自身、自立したセルフケアを望むことがある。焦燥感や不安のため、身体の機能レベル以上の活動をすることがある。そのため、転倒や転落の危険がある。十分に説明し、目標を立ててクリアしていく達成感を感じてもらいながら目標に近づくようにする。

Column

セルフケアの自立の程度を示しましょう！

　看護診断の診断指標を確認し、バーセルインデックス（BI、**表1**）などの機能測定尺度を用いてセルフケアのレベルを明らかにします。尺度を用いることにより、看護師や医師、他職種と情報の共有や継続した観察が可能になり、ADLの拡大や程度を経時的に比較しやすくなります。個別性を出す計画や目標に結びつけるためには、具体的な情報が必要です。

表1　BI（Barthel Index：バーセルインデックス）

項目	点数	質問内容	得点
食事	10	自立、自助具などの装着可、標準的時間内に食べ終える	
	5	部分介助（例：おかずを切って細かくしてもらう）	
	0	全介助	
車椅子からベッドへの移動	15	自立、ブレーキ、フットレストの操作も含む（歩行自立を含む）	
	10	軽度の部分介助または監視を要する	
	5	座ることは可能であるが、ほぼ全介助	
	0	全介助または不可能	
整容	5	自立（洗面、整髪、歯磨き、ひげ剃り）	
	0	部分介助または不可能	
トイレ動作	10	自立（衣服の操作・後始末を含む、ポータブル便器などを使用している場合は、その洗浄も含む）	
	5	部分介助、体を支える、衣服、後始末に介助を要する	
	0	全介助または不可能	
入浴	5	自立	
	0	部分介助または不可能	
歩行	15	45m以上の歩行、補助具（車椅子、歩行器は除く）使用の有無は問わず	
	10	45m以上の介助歩行、歩行器の使用含む	
	5	歩行不能の場合、車椅子にて45m以上の操作可能	
	0	上記以外	
階段昇降	10	自立、手すりなどの使用の有無は問わない	
	5	介助または監視を要する	
	0	不能	
着替え	10	自立、靴、ファスナー、装具の着脱を含む	
	5	部分介助、標準的な時間内、半分程度は自分で行える	
	0	上記以外	
排便コントロール	10	失禁なし、浣腸、坐薬の取り扱いも可能	
	5	ときに失禁あり、浣腸、坐薬の取り扱いに介助を要する者も含む	
	0	上記以外	
排尿コントロール	10	失禁なし、収尿器の取り扱いも可能	
	5	ときに失禁あり、収尿器の取り扱いに介助を要する者も含む	
	0	上記以外	
		合計得点	/100

●ADL評価尺度のなかで、最もよく用いられている。上に示したのは機能的評価だが、意欲の指標を示すものもある。合計点は100点で、60点以上では介助が少なくなり、40点以下ではかなりの介助を要し、20点以下では全介助となる。
（Granger CV, Dewis LS, Peters NC, et al. Stroke rehabilitation：analysis of repeated Barthel index measures. *Arch Phys Med Rehabil* 1979；60：14-17.）

看護診断 24　セルフケア不足

25 排泄セルフケア不足

尹 玉鍾

どんなときに挙げる診断？（診断の意味）

排泄は、体内から尿・便として老廃物を出す必要不可欠な行動です。排泄は独立した行動ではなく、尿意・便意、トイレ・便座の確認、移動、衣服の脱着、排便・排尿、後始末などの連続した動きによって成り立ちます。加えて、排泄は羞恥心や尊厳に深くかかわる行為のため、プライバシーが確保される必要があります。「排泄セルフケア不足」とは、「自分のために排泄行動を行う、あるいは完了する能力に障害のある状態」と定義されています。

排泄セルフケア不足の関連因子として、認知機能の変化、不安、意欲の低下、環境障壁、消耗性疲労、移乗できない、可動性障害、筋骨格系の障害、神経筋障害、疼痛、知覚障害、脱力感などがあります。

以下のような状態で挙げることが多いでしょう。
- トイレまでたどりつけない
- トイレやポータブル便座に座れない
- 排泄時の衣服の上げ下げができない
- トイレやポータブル便座から立ち上がれない
- トイレで清潔行動を完了できない
- 水洗トイレを流すことができない

標準看護計画

期待される結果（看護目標）　●補助具の使用にかかわりなく自分で排泄ができる。

看護計画	根拠
O-P 観察計画 ❶日常生活動作（ADL）の状況を把握 ●腰上げ、寝返り、座位保持、横移動、立位など ❷精神的背景の把握 ●認知機能状態、意識レベル ❸排泄に適切な環境の把握 ●排泄場所までの移動方法、トイレかポータブルトイレか、手すりの有無など ❹問診 ●各個人の排泄パターン、尿意・便意の訴えと伝達手段（言葉、表情、身振り）について確認する。 ●排泄に影響を与える薬剤服用の有無を確認する。	❶脳血管障害などの疾患、加齢・活動低下による拘縮、筋力低下、疼痛、バランス不良、心肺機能の低下などにより、腰上げ、寝返り、座位保持、横移動、立位などができなくなる。また、麻痺、外科的装置や装具による固定にて体動制限がある状態では、リハビリテーション訓練の進行、リハビリテーションに対する意欲から体動の程度を把握する。 ❷認知症や意識レベルの変化により、排泄場所がわからない、トイレ・ポータブル便座の使い方がわからない、衣服の着脱ができない、排泄後の始末ができないことがある。 ❸ADLの程度により、移動手段の選択、トイレかポータブルトイレかの選択、トイレの広さ、横・縦L字型手すりの有無などを確認する。 ❹高齢者の場合、肛門括約筋機能、排泄障害を起こす薬剤の服用、膀胱過敏性の亢進などトイレまでたどりつけない。

看護計画	根拠

C-P ケア計画

❶排泄に関するニードを把握する。
❷トイレの場所や便器・尿器の使用方法がわかるように誘導する。
●視力障害（白内障、糖尿病）や認知症の場合、トイレ・便器・尿器をどのように認識しているかを確認し、理解しやすく説明・表示したり、誘導する。
❸排泄のために体の動きを助ける。
❹移送、移動できるようにする。
❺着脱のしやすい衣服を着る。
❻排泄環境を整える。
❼プライバシーを確保する。
❽排泄後の始末を援助する。
❾排泄に関する目標を共有する。
❿排泄にかかわるものを清潔にする。
⓫手洗いをする。

根拠

❶生活行動の範囲、排泄にかかわる習慣などを聞き、排泄に関する情報を得る。特に尿意・便意の訴えと伝達手段（言葉、表情、身振り）を知る。
❷機能性尿失禁（ADL 低下や認知症によってトイレに行くことができない）の場合、排尿誘導をすることにより、意欲も ADL も上昇するといわれる[1]。
❸起き上がり、座位保持、立位、歩行、手すりのつかみができるように援助する。腹圧をかけやすい体位にすると自然排泄ができる。
❹段差をなくし、ギャッジベッドの利用、リフト、車椅子、歩行器など対象者のできる機能を最大限に保つのに適切な移送・移動の方法を選び、移送の介助をする。そのとき、ベッド柵、歩行器の高さ、車椅子移動の高さなどベッド周囲や病室、廊下の環境を整える。
❺伸縮性のある素材の衣類にする。特に高齢者の場合、厚着、ボタンつきの服や脱ぎにくい服は避ける。
❻排泄する場所の室温、湿度、換気、におい、排泄の音を考慮した排泄環境をつくる。
❼特に排泄中は落ち着いて排泄できるようにドアを閉め、援助者が外で待っていることがわかるようにする。排泄がうまくできないと不安・緊張感が高くなり、悪循環を生じさせる。
❽対象者によっては膝関節、腰痛、バランス不良、手先の感覚の鈍さ・拘縮などにより、排泄の後、体を拭けない、水を流せないなどが起こるため、声をかけたり、ブザーを鳴らしたり、終了時に合わせ後始末を援助する。
❾排泄の自立の程度を明記し、対象者の希望と医療チーム・家族の目標を一致させるために具体的目標から共有する。
❿汚した便座、便器・尿器をすみやかに片づけ、清潔を保つとともに不快感、自尊感情が傷つくのを配慮する。
⓫蛇口の操作、手指の汚れを洗い流す、タオルで拭くまでの一連の動作を援助する。手洗いをすることで排泄が終了したことを知らせる。

E-P 教育計画

❶排泄行動の一連の行動を説明・指導する。
❷食事摂取量・水分摂取を制限しないように説明・指導する。
❸尿意・便意がある場合にはがまんせず、排尿・排便するように指導する。
❹1 人で実施する危険性について説明し、援助者を呼ぶように指導する。

根拠

❶排泄にかかわる一連の動作（服を下げる・上げる、しゃがむ、起き上がる、拭き取るなど）の方法を日常生活のなかで説明する。排泄場所に対する認識を助けるため、トイレの巡回、絵・表示板などを用いて理解を求める。
❷体動制限のために排泄セルフケア不足がある場合は排泄の機会を減らそうと、飲まない・食べない傾向があるので低栄養・脱水につながらないよう指導する。排泄の困りごとを相談する。
❸尿意をがまんすると尿閉を起こす場合もある。
❹排泄だけはできるだけ自力で動き、解決しようとする傾向があるので移動時の危険について説明する。

看護診断 25
排泄セルフケア不足

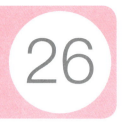

26 半側無視

古川秀敏

どんなときに挙げる診断？（診断の意味）

「半側無視」は、「**身体および付随する環境への感覚反応や運動反応、心的表象、空間性注意に障害のある状態。片側への不注意と反対側への過剰な注意を特徴とする。左半側無視の方が右半側無視よりも重傷で長期化する**」と定義されています。

脳の右半球損傷後の高次脳機能障害として最も多くみられ、急性期には軽度を含め約4割、回復期から慢性期においても入院してリハビリテーションを行っている患者では約4割にみられるとされています[1]。特に、右中大脳動脈領域の脳梗塞のように頭頂葉を含む大きな病巣であるときに生じやすいとされています[2]。

注意は、志向性をもった意識といえます。認知過程にかかわる意識には、「覚醒」「アウェアネス」「自己意識」の3つがあります。「覚醒」は、刺激の受容に準備が整った状態、つまり、目覚めた状態を指します。「アウェアネス」は、自分から特定の対象や事象に向かう意識を意味し、刺激を受容している状態を指します。「自己意識」は、自分に向かう意識を意味し、自分が考えていることを自分でわかることを指します[3]。半側空間無視の患者では、「アウェアネス」と「自己意識」が障害され、「外界の対象を見落としている自分に気づいていない」状態にあるといえます[4]。

以下のような状態で挙げることが多いでしょう。

- 脳の病巣とは反対側の刺激に反応しない
- 脳の病巣と反対側にある人や物を見過ごす
- 脳の病巣の反対側に注意を向けない
- 脳の病巣の側ばかりを向いている
- 脳の病巣の側ばかりに注意を向ける

標準看護計画

期待される結果（看護目標） ●介護者の誘導で脳の病巣の反対側に注意がいかない自分自身に気づき、空間無視に伴う問題への対処方法を習得できる。

看護計画	根拠
O-P 観察計画 ❶半側空間無視の程度 ❷高次脳機能障害の程度 ❸目の動きの観察 ❹聴覚刺激への反応 ❺視覚刺激への反応 ❻姿勢 ❼ADLの状況 ❽ベッド回りなど療養環境 ❾疲労度	❶介入の成果として判断できる定量的な評価方法として、BIT行動性無視検査日本版があり、「抹消試験」「模写試験」「線分二等分試験」「描画試験」が含まれる（**P.94図1**）。 ❷半側空間無視のある患者では、ほかの高次脳機能障害を伴うことがある。介入を考えるうえで重要となる。 ❸半側空間無視だけでなく、半側盲を伴う場合がある。また、半側空間無視の患者では、視線が非無視側に向くことが多い。 ❹重度の半側空間無視の場合、無視側からの声かけにより、非無視側への注意をさらに強くする場合がある。介入方法を選択

看護計画	根拠
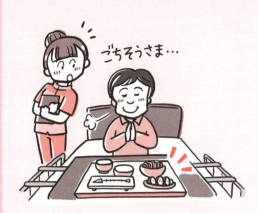 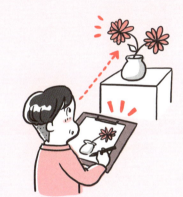 **O-P** 観察計画	する際の判断基準の1つとなる。 ❺人は周辺視野で、対象が空間のどこにあるかを検出する。その後、視線を移動させ、視野の中心でその対象が何かを知る。したがって、患者と目が合わないと感じた場合、患者と目が合う場所を探し、目の合った場所が患者の視線の中心であると判断できる。この場所が、介入を始める場所となる。 ❻半側空間無視の患者では、無視側への眼球の動きが少ないだけでなく、頭部、身体も無視側のほうに向かないことが多い。一方、非無視側には、頭部や身体も偏位していることが多い。さらに、自発的な活動では、非無視側のほうにさらに引きつけられる傾向がみられる。例えば、手を伸ばして作業する場合、手を伸ばす方向は視線よりも非無視側にあり、動作空間は非無視側のほうへと広がり、それを追うように視線も非無視側へと向かうこととなる。必要に応じ、患者の了解を得て、ビデオ撮影すると、姿勢や動作の分析を行うことができる。 ❼無視側の人や物などに注意が向かない、無視側の身体を失認することなどにより、さまざまな生活上の課題が生じる。しかしながら、患者に残された能力（残存能力）を評価するとともに、どのようにすれば半側を無視していることに気づけたかという点を探るうえでも、観察は重要である。 ❽無視側に物品を配置すると、その物品を探すことが困難になるほか、無視側に危険物があると、患者を危険にさらすこととなる。 ❾半側空間無視のある患者では、ほかの高次機能も障害されている可能性がある。例えば、全般的な注意障害がある患者では、長時間に及ぶ介入は、患者に注意を向けさせ続けることを強いるため、患者を疲れさせてしまう。患者の疲労度をみながら介入することは、効果的なリハビリテーションを行ううえでも重要である。
C-P ケア計画 ❶環境整備 ❷ADLの支援と見守り ●食事の際には、非無視側にトレイを配置する。無視側の食べ物に注意がいかない場合、声かけをしたり、いったん、トレイを非無視側に配置し、トレイ全体を認識させる。 ●更衣は、洋服を視覚的に認知し操作することと、身体にまとうことの共同活動であるので、どの部分で間違いを起こしやすいか観察したうえで、声かけを行う。 ●起居動作の際には、無視側の上下肢の位置を確認するよう声かけを行う。 ●移動中は、無視側に気をつけるよう声かけする。 ❸非無視側に注意を向けさせる援助 ●無視側のほうから声かけを行う。	❶患者の使用頻度の高い物品などは非無視側に配置する。また、置き場所を固定し、容易に探すことができるように配置する。危険物は無視側に配置しないようにする。注意散漫とならないように、不要な物はベッドサイドから除去する。患者の能力に合わせた環境整備が重要である。 ❷空間無視の重症度により、ADLへの影響もさまざまとなる。観察した情報を基に、患者に適した援助方法を考える必要がある。 ❸声かけにより、無視側に注意を向けるよう促す。重度の半側空間無視の患者では、無視側からの刺激により、いっそう、非無視側に注意を向けることがある。その場合は、非無視側でのコミュニケーションを図り、徐々に無視側に注意を向けるように援助する。 〈例〉 ●食事の際、無視側の食べ物を残してしまう場合には、食事のトレイの中央に色つきのテープを貼り、注意を向けるための目

看護計画	根拠
C-P ケア計画 ●注意を向けてほしい部分に、色をつける。 ❹エラーレストレーニング ●同じタイミングで同じ声かけを繰り返し、正しい方法を何度も経験する。	印にする。 ●車椅子の無視側のブレーキを引き忘れる場合では、ブレーキに色つきテープを巻きつけ、注意を向けるための目印にする。フットレストに無視側の足を乗せたまま立とうとする場合では、フットレストに色つきのテープで縁取り、注意を向けるための目印にする。 ❹これにより、正しい手順の定着を図る。混乱を避けるため、1つの工程が終わらない限り、次の指示は出さないようにする。
E-P 教育計画 ❶家族に半側空間無視の特徴を説明する。 ❷患者の半側空間無視の程度に合った支援策を説明する。	❶❷半側空間無視のある患者では、ほかの高次脳機能障害を併発している可能性もあるため、援助がうまくいかない場合があることを説明する。

図1　BIT行動性無視検査日本語版

半側空間無視を評価するためのテストには、欧米で広く用いられているBIT行動性無視検査（behavioural inattention test）がある。これの日本語版は、標準化が行われ正常値も示されている。通常検査と行動検査から構成されている。ここでは通常検査について説明する。通常検査には、抹消試験、線分二等分試験、模写試験、描画試験がある。

抹消検査

- 抹消試験には線分抹消試験、星印抹消試験、文字抹消試験の3種類がある。
- 線分抹消試験はランダムに配置された36本の短い線（25mm）のすべてに印をつけてもらう検査である。図に38本があるのは、説明の際に中央の4本のうち2本に印をつけ説明を行うためである。36点満点で34点以下を異常とする（**右上図**）。
- 星印抹消試験は、ランダムに配置された大小2種類の星印とひらがなのなかから小さな星印を○で囲んでもらう検査である。54点満点で51点以下を異常とする。
- 文字抹消試験は、横書き5行にランダムな順序で印刷された無意味なひらがなの文字列から「え」「つ」に○をつける検査である。40点満点で34点以下を異常とする（**右下図**）。

■ 線分抹消試験

■ 文字抹消試験

線分二等分検査

- 204mm（8インチ）の水平な線3本に対し、患者に線の中心と思うところに印をつけてもらう検査である。中点から12.7mm以内を正常とし3点を与える。19.1mm以内に2点、25.4mm以内に1点を与える。25.4mmを超えた場合は0点とする。9点満点で7点以下を異常とする。

■ 線分二等分試験

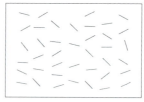

模写検査

- 星、立方体（透視図）、花および3つの幾何学図形が描かれた4枚の検査用紙を用いて、図と同じように描き写してもらう検査である。各図に対して正しく模写できれば、1点を与える。4点満点で3点以下を異常とする。

描画試験

- 時計、人、蝶の絵を描いてもらうよう依頼する。3点満点で2点以下を異常とする。

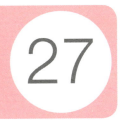

27 急性混乱

山口恭平、下舞紀美代

どんなときに挙げる診断?（診断の意味）

「急性混乱」は、「**短期間に進行する可逆的な障害が、意識・注意・認知・知覚に突然発症した状態**」と定義されています。

「急性混乱（acute confusion）」は、混乱（させること）、乱雑、混雑、困惑と訳されます。医学用語では「せん妄（delirium）」、看護俗語としては「不穏」にあたります[1]。これは一過性、すなわち可逆的な変化の場合に用いられる診断です。そのため、右のような状態で挙げることが多いでしょう。

- 術後せん妄
- 夜間せん妄
- アルコール離脱症状
- 薬物中毒
- 脱水症

標準看護計画

期待される結果（看護目標） ●混乱状態を脱することができる。

※急性混乱とは、上記で示した例のように意識・注意・認知・知覚に障害がある状態を指し、E-P（教育計画）を実施することは難しいため、ここではO-P（観察計画）、C-P（ケア計画）について記します。

看護計画	根拠
O-P 観察計画 ❶言動、表情、行動（しぐさなど） ❷全身の皮膚の状態 ❸環境への適応 ❹検査データ ● AST、ALT、γ-GTP、ALP、ChE、T-Bil（総ビリルビン）、AFP（α-フェトプロテイン）、血中アンモニア、HBs抗原、HCV抗体、血小板数、腹部エコー ❺尿検査 ●尿中の乱用薬物（フェンシクリジン類、ベンゾジアゼピン類、コカイン系麻薬、覚せい剤、大麻、モルヒネ系麻薬、バルビツール酸類および三環系抗うつ薬）の検出 ❻生活リズム ❼アルコールなどの嗜好品 ❽飲水量、口腔内の乾燥の有無	❶不穏・せん妄をきたす前触れとして、表情のこわばりや普段とは異なる言動などが出現することがある。 ❷ベッド周囲の器具類で皮膚損傷がないか常に確認する。患者の混乱が増し四肢をベッド柵にぶつけたり、安全帯の締めすぎによる潰瘍形成など皮膚トラブル出現のリスクもあることも念頭において使用する必要がある。また、使用する治療薬によっては、出血傾向のある薬剤もある。 ❸今までの環境の変化は、緊張と不安を抱きやすい。場所や時間などの説明をしながら、置かれている環境に適応できているかをアセスメントする。 ❹肝機能の変化は、アルコールやアンモニアの蓄積による脳症の危険性を早期に察知するのに役立つ。 ❺化学物質や脳症状をきたす可能性の有毒物質の尿中排泄を検査することで、急性混乱の原因や誘因がアセスメントできる。 ❻生活リズムの急変は、昼夜逆転によるサーカディアンリズムの変調からせん妄を引き起こす場合がある。 ❼アルコールなどの嗜好品は、習慣的な摂取により、せん妄や幻視、幻聴といった離脱症状が出現する場合がある。アルコー

看護計画	根拠
O-P 観察計画	ルの量、断酒の有無を確認する必要がある。 ❽脱水に伴う電解質バランスの変調から急性混乱をきたす場合があるため、口腔内、皮膚の乾燥の観察を十分に行う必要がある。特に高齢者は、渇中枢機能が低下し脱水時の口渇感が減弱することから、本人も気がつかないうちに飲水量が減少する。
C-P ケア計画 ❶身体の変化に伴う不安、心配、怒り、喪失、恐怖感などの感情を十分に表現できるような環境をつくる。 ❷話を傾聴するときには受容的態度でかかわる。言葉が出にくいときがあるので、時間を十分にとる。 ❸看護師間での援助方法の統一を図れるよう情報交換する。 ❹環境、生活リズムを整える。 ●点滴ルートがある患者はルートが患者の目に入って混乱をきたさないように寝衣の中を通す。 ●患者に訪室時に月日や時間、天候について説明を行い、ラジオを流すなど日常生活に近づける。 ●できるだけ家族との面会時間を設ける。 ❺安全のため、ベッド周囲の器械類の位置を調整する。	❶心に抱いているさまざまな感情を他者に話すことでストレスの蓄積を避け、自己を表現して思考をまとめていくための援助が必要である。 ❷批判的・評価的な態度ではなく、患者のありのままを受け止めることが、精神的な安寧を保つためには必要である。 ❸看護師は、患者が不要な緊張や看護目標を共有し介入方法を統一する。看護ケアや処置を行う際には、毎日できるだけ同じ時間で行う。介入方法がそのつど変わると混乱の誘因となる場合がある。 ❹特に高齢者では、環境の変化でせん妄を起こす可能性がある。また、ICU（集中治療部）などルート類が多く留置されていることで活動制限が生じたり、アラーム音、照明などによるサーカディアンリズムの変動も要因の１つである。そのため、大事にしていたものを持ってきてもらい、できるだけ環境の変化を小さくしたり、不要なルートを抜去し、照明やアラーム音の考慮、日時を伝えることはせん妄予防に必要である。 ❺患者の安全を優先するため、治療に必要な器械類は、患者の視線に入らないようにその位置を調整する。また、体動が激しく、自傷行為や危険行為がみられる場合は、家族に十分に説明を行い了承後に、安全帯などの使用についてアセスメントする必要がある。 ❺急性混乱をきたす場合には、本人および周りの人間も予期していない状況で起こる。患者は入院している理由や場所がわからなくなるため、ベッドから転落・転倒する可能性は高い。そのため、看護師は患者の言動の変化から自他傷行為に至らないように配慮する必要がある。その際、患者の安全を最優先にするためには、安全帯の使用が必要となる場合がある。

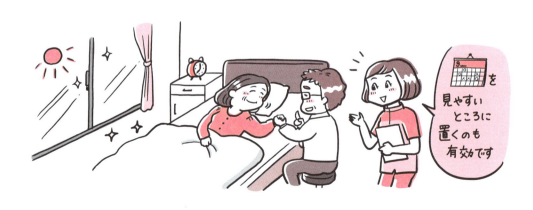

28 記憶障害

古川秀敏

どんなときに挙げる診断？（診断の意味）

「記憶障害」は、「**ちょっとした情報や行動スキルが覚えられない、または思い出せない状態**」と定義されています。

記憶には大脳辺縁系が深くかかわっています（**P.99図1**）。記憶は、記銘（情報を覚えること、符号化とも呼ばれます）、保持（情報をためておくこと）、想起（情報を思い出すこと）の3つから構成されています。これらのうち1つでも障害を受けると、記憶することが難しくなります。

また、記憶はさまざまな種類に分類され、どの記憶が障害されているかを把握することが、適切な介入につながります（**図2**）。

記憶障害の原因には、脳の外傷や器質的な疾患のほか、栄養不良、心因性の疾患の影響などがあります。以下のような状態で挙げることが多いでしょう。

- 新しい情報を覚えられない
- 直前のことを思い出せない
- 脳の外傷がある
- 脳の器質性疾患に罹患している
- 脳血管疾患に罹患した
- ビタミンB_1不足などの栄養不良
- 抑うつがある
- 心因性の疾患がある
- 強いストレスを受けた経験がある

図2　記憶の種類

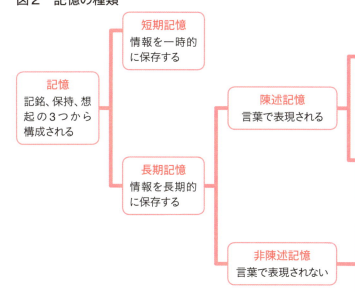
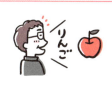
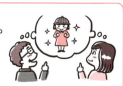
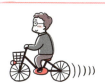

標準看護計画

期待される結果（看護目標） ●記憶障害があることを自覚し、記憶障害を補う手段を身につけることができる。

	看護計画	根拠
O-P 観察計画	❶注意障害の程度 ❷記憶障害の程度 ❸見当識障害の程度 ❹記憶障害に対する自覚の程度 ❺記憶障害を補う手段の活用の状況 ❻言動・表情	❶❷❸❹❺介入の成果の評価、看護計画の継続や変更などの点でも重要な観察項目となる。記憶障害の評価尺度として、ウェクスラー記憶検査（WMS-R）、日本版リバーミード行動記憶検査（RBMT）、聴覚性言語性学習検査（AVLT）、Benton視覚記銘検査（BVRT）、自伝的記憶検査（AMI）、三宅式記銘力検査などがある。また、認知症の患者では、改訂長谷川式簡易知能評価スケール（HDS-R）、MMSEなどが用いられる。 ❹記憶障害があることを自覚していない、病識がない患者では、家族や周りの人々が患者の記憶を補う役割が大きくなる。 ❺❻記憶障害に伴う苦痛や日常生活上の困難が、どのような状況で生じるかを把握するうえで重要である。
C-P ケア計画	❶環境を整備する。 ❷1日のスケジュールを設定し、行動を習慣化する。 ❸記憶障害を補う方法を実施する。 ●ホワイトボード ●カレンダー ●メモ ●ボイスレコーダー ●携帯電話 ●スマートフォン ❹情報を提供する場合には、簡潔に伝える。 ❺望ましい行動がとれた場合、賞賛する。	❶記憶障害のほか、注意力の低下がみられるときがある。その場合、周囲の環境へ注意が向かないことが考えられる。物品などは、その使用用途に合わせて置く場所を決め、その場所に必ずしまうようにする。 ❷行動をパターン化することで、ミスの少ない生活を行うことができる。 ❸ホワイトボードやカレンダー、メモなどを見ることで思い出せるようにする。ボイスレコーダーや携帯電話、スマートフォンでは、音声情報を録音したり、再生することができる。思い出すことができない場合、その原因を探り、どのような工夫によって記憶障害を補えることが可能か考える。 ❹一度にたくさんの情報を提供すると、患者が混乱する場合がある。 ❺望ましい行動がとれたことにより、行動に自信がつくだけでなく、他者からの賞賛により、自己効力感が高まることが期待される。
E-P 教育計画	❶家族に記憶障害の特徴を説明する。 ❷記憶障害を補う方法を提案する。 ❸家族会などの紹介を行う。	❶記憶障害のある患者では、ほかの高次脳機能障害を併発している可能性もあるため、援助がうまくいかないことがあることを説明する。 ❷ホワイトボード、カレンダー、メモ、携帯電話やスマートフォンなど、患者が行いやすい方法を提案する。 ❸家族会に参加することで、患者本人だけでなく患者の家族も家族会の会員と悩みの共有ができる。また、問題解決のための方法を知るなどの情報交換もできる。

図1　記憶にかかわる脳の回路

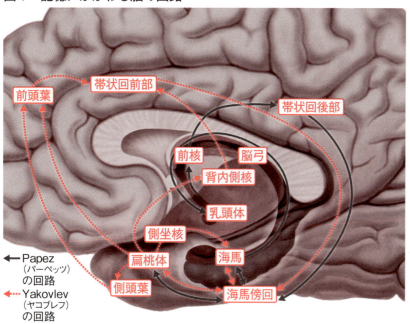
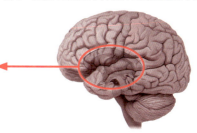

記憶に関連する回路としてPapez（パーペッツ）の回路、Yakovlev（ヤコブレフ）の回路の2つが知られている。パーペッツの回路は、海馬─脳弓─乳頭体─乳頭視床束─視床前核─内包前脚─帯状回─海馬という回路である。Yakovlevの回路は扁桃体─下視床脚─視床背内側核─前頭葉眼窩部─側頭葉部─扁桃体という回路である。エピソード記憶には、この2つの回路が必要であり、回路にある側頭葉内側部、視床、前脳基底部といった部位が障害されるとエピソード記憶の障害がみられる。海馬の障害は古い記憶は残されるが想起することが困難になる。また、海馬の損傷によって新しい記憶の形成が障害される（記銘力障害）。

Column　記憶障害の訓練法

記憶障害に対する訓練には、反復学習法、エラーなし学習、記憶方略（内的補助）を用いる方法（**表1**）などがあります。

表1　記憶方略を用いる方法

	訓練法	概要
言語的方略	リハーサル	短期記憶から長期記憶への移行の際に、リハーサル（内的反復）の関与が認められている。このリハーサルにより、情報に何らかの処理加工がなされるものと考えられている
	チャンクによる情報の体制化	情報をまとまりのある単位（チャンク）に分けることによって記憶を促す方法
	言語的媒介	学習する項目間の関連性を見いだすことによって記憶を促す方法
	ペグ語	記憶すべき項目の頭文字をつなげることによって記憶を促す方法
	PQRST	文章の内容を記憶する学習法。予習（preview）、質問（question）、読解（read）、叙述（state）、検討（test）を通して、必要な情報の記憶を促す方法
非言語的方略	視覚イメージによるコード化	視覚的な手がかりを利用する方法。単語と視覚イメージとを関連づけて記憶を促す方法
	運動コード化	覚えようとする物品にかかわる動作を利用し、記憶を促す方法
展望的記憶訓練		展望的記憶とは、将来に向かっての記憶のことで、これから何をするかという予定を覚えておくというものである。これには、実行までの時間、実行する内容などがかかわる。この訓練では、課題実行のために覚えていられる時間の拡大を目的とする
領域特殊的知識		患者の日常生活機能に関係のある情報の獲得に焦点を当てた方法。これに含まれる手がかり消失法は、患者の残存機能を利用し、断片的な手がかりによって以前に学習した内容を再生する方法

29 言語的コミュニケーション障害

古川秀敏

どんなときに挙げる診断?（診断の意味）

「言語的コミュニケーション障害」は、「象徴（シンボル、記号）システムを受け取り、処理し、伝え、用いる能力の、どれかあるいはすべての低下、遅延、消失がある状態」と定義されています。

右のような状態で挙げることが多いでしょう。

- 失語症がある（図1）
- 構音障害がある（P.102表1）
- 音声障害がある
- 意識レベルの低下がある
- 舌の機能障害がある
- 口腔に器質的障害がある
- 気管切開、気管内挿管が行われ声帯が使用できない

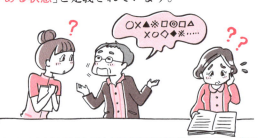

標準看護計画

期待される結果（看護目標）　●患者が自身で情報を発信し、他者との意思の疎通が行える。

看護計画	根拠
O-P 観察計画 ❶言語的コミュニケーションの障害の種類と程度の変化 ❷随伴症状の変化 ❸代替コミュニケーション方法の種類と程度の変化および療養生活の変化 ❹言語的コミュニケーション障害に対する検査結果 ❺治療による効果 ❻表情やしぐさ	❶❷❸❹❺患者が目標を達成しているかの評価基準となる。 ❻言語的コミュニケーションがうまくいかない患者では、孤独感や不安を抱きやすく、意思が伝わらないことによりいらだちを覚えることも少なくない。
C-P ケア計画 ❶クローズエンド型の質問を行う。 ❷患者が話そうとするときは、ゆっくり、じっくり話す姿勢で臨む。 ❸非言語的コミュニケーションの利用 ❹呼吸訓練 ❺発声訓練	❶言葉を話すことが障害されている患者に対しては、イエス、ノーで答えられるようなクローズエンド型の質問を行う。 ❷患者が言い間違えても、指摘しない。

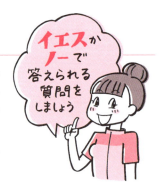

看護計画	根拠
C-P ケア計画 ❻咽頭・軟口蓋の運動訓練 ❼調音器官の運動訓練 ❽音読訓練 ❾50音表の使用 ❿環境調整 ⓫患者の訴えへの傾聴	❸身ぶり、手ぶりなどからも患者が得る情報は多い。 ❹発声に必要な呼吸パターンを獲得する。 ❺発声に必要な声帯の運動を行う。 ❻鼻咽頭の閉鎖運動を促進させる。 ❼正確な調音動作の持続を図る。 ❽音読訓練では認知機能や前頭葉機能の改善も期待される。 ❾失語症の患者では、文字の判読が障害されている場合があり、その場合は50音表を用いてはならない。 ❿言語的コミュニケーションが障害されると、対人交流を避けがちとなる。できるだけ会話の機会を設け、患者の好みを取り入れた環境づくりが必要となる。 ⓫言語的コミュニケーションがうまくいかない患者では、孤独感や不安を抱きやすく、意思が伝わらないいらだちを覚えることも少なくない。そのような患者を精神的に支えるためにも、患者の訴えを傾聴する姿勢は必要である。
E-P 教育計画 ❶訓練方法や治療法について説明・指導する。 ❷家族に対して、看護師、医療チームのかかわり方について説明する。 ❸言語療法の状況について説明する。 ❹家族に面会を勧める。	❶患者自身が自分に合った方法を見いだす機会にもなる。 ❷❸家族に患者の現状や治療の経過を説明し理解してもらうことで、家族の協力を得ることができる。 ❹面会が増えることは会話の機会の増加にもつながり、自然と訓練を行うこととなる。

図1 ブローカ失語とウェルニッケ失語

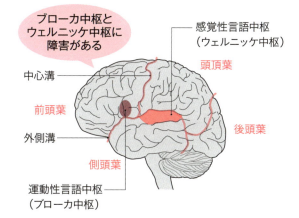

ブローカ失語（運動失語）
- 責任病巣は左前頭葉下部
- 言語の理解は比較的よいが、発話に努力を要する
- 自発言語や復唱、音読、呼称のすべてに障害がみられる
- 文字の音読は、仮名より漢字のほうがよいことが多い
- 書字も、漢字は比較的よく保たれるが、仮名は困難である

ウェルニッケ失語（感覚失語）
- 責任病巣は左前頭葉、頭頂葉
- 錯語（意図した言葉と別の言葉が出てしまうこと）やジャーゴン（意味理解が困難な語）などが頻発する
- 話が一方的で、コミュニケーションを図ることが困難
- 比較的楽天的で病識を欠く場合がある

根元香織, 稲村亜紀子著；高次脳機能障害患者の看護. 塩川芳昭, 星恵理子, 阿部光世編集, 道又元裕監修, 看護手順と疾患ガイド 見てわかる脳神経ケア, 照林社, 東京, 2012：96. より引用

	発語	了解	復唱	読書	書字
ブローカ失語（運動失語）	× 間違いが多く、スムーズでない	○	×	黙読は○	×
ウェルニッケ失語（感覚失語）	△ スムーズであるが、錯語がある	×	×	×	× 書けるが、内容は意味不明

表1　構音障害の種類

	原因	症状
運動麻痺性構音障害	発語筋や、発語筋を支配する神経（三叉神経、顔面神経、舌咽神経、舌下神経）のいずれかの障害により生じる、口唇・舌・軟口蓋・咽喉などの運動麻痺	●口唇筋の麻痺：パ行、バ行、マ行、ワ行の音がうまく言えなくなる ●口蓋の麻痺：カ行、ガ行の音がうまく言えなくなる ●舌の麻痺：タ行、サ行、ナ行、ラ行の音がうまく言えなくなる
運動失調性構音障害	小脳など、運動の協調を司る中枢の障害	●小脳性構音障害：断綴性※や爆発性の発語 ●錐体外路性構音障害：単調な発語

※とぎれとぎれであること

表2　失語がある患者の看護のポイント

● 正面か左側に対面し、目線を合わせる。
　なぜ？ → 聴く姿勢をとるため。病態により、右側の半盲か右半側空間無視があることもある。

● 注意が向けられているのを確認し、はっきりと話を区切ってゆっくり話す。
　なぜ？ → 患者の理解の程度を把握する必要があるため。

● 絵や物を示したり、身振りを交えたりする。
　なぜ？ → 失語の種類によっては、言葉の理解を深めるために必要となる場合があるため。

● 必要な事項を、わかりやすい言葉で整理し、短語や短い文で話す。
　なぜ？ → 肯定的態度で、本人を尊重する態度を示すことで、コミュニケーションが図れるため。

● 待つ。
　なぜ？ → 話すことが苦痛とならないよう、根気強くかかわる必要があるため。

● 言葉が出てこないときは、ヒントや最初の文字を言ってみて引き出す。
　なぜ？ → 運動失語では、最初の言葉が出にくいことがあるため。

● 患者の関心ごとに焦点を当てる。

● 誤りを指摘しすぎない。

● 言葉そのものではなく、言いたいことを理解する。

● 何度か繰り返す。

● 絵に描いてもらう。

● 実際の場所を探し、その場でコミュニケーションを行う。

● 表情や身振りを観察し、意思をキャッチして、言葉で伝える。

根元香織, 稲村亜紀著：高次脳機能障害患者の看護. 塩川芳昭, 星恵理子, 阿部光世編集, 道又元裕監修, 看護手順と疾患ガイド 見てわかる脳神経ケア, 照林社, 東京, 2012：97. より引用

30 自尊感情状況的低下

下舞紀美代

どんなときに挙げる診断？（診断の意味）

「自尊感情状況的低下」は、「**現状に対して、自己価値の否定的な見方が生じている状態**」と定義されています。
右のような状態で挙げることが多いでしょう。

- 自分に対する価値評価が低い
- 自分に対する否定的な感情がある
- 他者との比較において、自分自身が劣っていると考えている
- 病気により自分は失敗者だと決めつけている
- 病気により自分は役に立たない人間であると思っている
- 病気になった自分を否定的な感情でしか判断できない

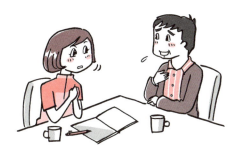

標準看護計画

期待される結果（看護目標）
- 自分はこれでよいのだ、自分は今の自分に満足している、価値ある人間であるという自己評価のもとに建設的に治療参加し、QOL（生命・生活の質）を高めることができる。

看護計画	根拠
O-P 観察計画 ❶言動（自己評価に関する表現） ❷行動（自傷行為） ❸感情（喜怒哀楽） ❹疾患の過程と予後 ❺喪失や機能障害 ❻役割機能（役割遂行の状況） ❼他者との交流	❶❷❸自尊感情状況的低下は、患者が自分をどのように評価しているかが重要である。少しでも自己評価が高くなる方向へ援助する。 ❹疾患によっては回復困難で悪化が予測される場合がある。病気になった自分はダメな人間だと考えてしまうことがある。 ❺病気により今までの自分ではなくなった、他者よりも劣っているという気持ちがあると、今の自分を受け入れるには時間がかかる。長期的な観察が必要である。 ❻病気により、今まで担ってきた役割ができなくなり、役割遂行の方法を変化させなければならなくなる。その際、自分自身に自信をなくしてしまい、低い自己評価につながる。 ❼他者評価は自己評価につながる。他者と比較してしまうからである。他者から低く評価されていると思うと自信を喪失し、他者との交流を避けてしまう。しかし、自己評価を高めるのに

看護計画	根拠
O-P 観察計画	も他者評価は重要である。どのような人と交流があり、患者が何に関心を寄せているかを知る必要がある。また、患者は過剰に依存的になることもある。
C-P ケア計画 ❶事実を伝える。 ❷話を聞く。 ❸患者の行動や言動を肯定的に受け止める。 ❹今までの成功体験を見いだす。 ❺患者の意思決定を待つ。	❶❷❸❹❺まずは、十分に話を聞く。何度も同じことを繰り返し話して、何ら改善がないようにみえるかもしれないが、患者は話しながら、他者の反応をみている。よく話を聞いて、成功体験やここまで闘っているあなたは立派な人だと認めることが自信につながる場合もある。ただし、事実は事実であり、患者にとって認めたくない事実でも、そこを偽って伝えることは、のちに患者との信頼関係を築けなくなるだけでなく、現実を受け止める妨げになるため注意が必要である。
E-P 教育計画 ❶自分自身を評価する方法を指導する。できていないことだけで評価しない。 ❷新たな挑戦を提案し、その目標達成に向けて指導する。 ❸自分だけで達成できないことは、他者に依存することの重要性を説明する。 ❹患者の長所を考え、人生に活用することを指導する。	❶自己評価を適切に行うことで、自己尊重は高まる。自分の今までの考えや、表面だけ知り得た他者との比較は誤った自己評価を助長する。自己評価を今までと違った視点で行えるように指導する。 ❷成功体験を増やすことは、患者の自己価値を高くする。新たに挑戦することは成功体験を増やすことになる。しかし、高すぎる挑戦や無謀な計画をするのではなく、全力を出し切れば達成可能なことに挑戦できるように指導すると効果的である。 ❸過剰な依存は無力感を生み、達成感も生じない。しかし、機能障害などでライフスタイルを変更しなければならない場合、一部を何かに依存すれば実現可能なことがらはある。そのような体験は患者の自己価値を高める。 ❹長所を強化し、日常生活で活用できると、「やれている」自分を確認でき、自己評価につながる。

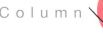

他者からの評価の影響

　自己評価は、「自分が他人からどのように評価されているか」が大きく影響します。例えば、「あなたはがんばり屋さんですね」「あなたはすばらしい、尊敬します」などの言葉は、その人に対する肯定的な評価です。

　「自分自身がそこに存在する意味」を見いだすためには、このような他者からの評価は重要です。逆に、「あなたはいつも仕事が遅い」「そんなあなたを軽蔑します」などの言葉は、その人にとって否定的な価値です。

　疾患や傷害などで身体的な機能障害が生じると、「そんな自分はダメな人間だ」と思い込んでしまうことがあります。その人が自己を高く評価し、価値ある人間であることに気づけるように看護ケアを行いましょう。

31 ボディイメージ混乱

下舞紀美代

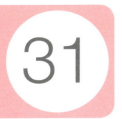

どんなときに挙げる診断？（診断の意味）

「ボディイメージ混乱」は、「心の中に描き出される自分の姿・形が混乱している状態」と定義されています。
以下のような状態で挙げることが多いでしょう。
- 自分の身体を受け入れることができない
- 自分の身体を避けている
- 実在している身体に対して、否定的な言動がある
- 実在している身体の変化に対して否定的な言動がある
- 自分の外観や機能に対して否定的な言動がある

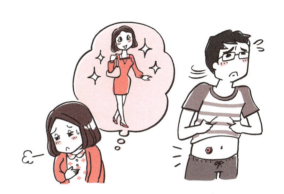

標準看護計画

期待される結果（看護目標）
- 自分の身体に対して肯定的な関心を寄せ、身体的変化（喪失、機能障害、構造の変化など）がある場合は、現実を受け止め身体に対する心象を再構築することができる。

看護計画	根拠
O-P 観察計画 ❶自身のボディイメージへの期待 ❷身体に対する嫌悪感 ❸疾病や手術から生じた変化の受け止め（P.106 表1） ❹機能障害に対する患者のとらえ方 ❺身体の外見と人の価値についての考え方 ❻ボディイメージに対する仲間集団の考え方 ❼加齢によって生じる身体の変化の自覚	❶ボディイメージに対する自己期待が高いと、現実との違いを悲観的に考え混乱を起こしやすくなる。 ❷自分の身体に対する嫌悪感は、自分の身体を人格化*し別のものとしてとらえ、混乱に至る場合が考えられる。 ❸❹❺身体の外見の変化や機能障害が直接人の価値に結びつく人は、自分の身体的変化を受け止めることが困難になる。 ❻自分が所属する仲間集団のボディイメージは、その人のボディイメージに影響する。例えば、「やせていれば美しい」などがある。 ❼加齢により身体は衰える。老いの自覚は、今までの自己期待とかけ離れ、ボディイメージに影響する。
C-P ケア計画 ❶先天性異常や身体損傷、疾患、手術による身体的変化について話し合える環境をつくる。 ❷身体の変化と、その人としての価値を切り離すためのカウンセリングを計画する。 ❸変化した身体部位を患者がみることができるように、そばにいて援助する。ときには鏡や写	❶先天性異常や身体損傷などの身体的変化についての悩みを表出できるように話を聞くことで、患者自身が考えているボディイメージを確認できる。 ❷いくら説明しても患者の外見優位の価値観が修正できないと、ボディイメージの混乱は悪化してしまう。 ❸患者は変化した身体を直視できない場合がある。その場合は、

＊自分の手や足に名前をつけ、「お前はだらしない」「お前はきたないな～」「なんて忌々しいがんなんだ」などと考えることを指す。言葉に出すこともある。

看護計画	根拠

C-P ケア計画

真などを使用する。

❹加齢のさまざまな段階を正常な過程として考えられるように話し合う。

❺患者が女性の場合、希望があれば面会は化粧をして行う。

❻スカーフや帽子などを活用し、強引な露出を避ける。

鏡や写真などを通してくつろいだ環境で部分的に見ていく方法もある。人工肛門などは処置をしながら見ると、どちらにも注意を払うため、落ち着いてボディイメージを形成できない可能性がある。

❹加齢は正常な発達段階で、誰もが経験する。しかし、その老いを受け止めることができない人もいる。ボディイメージの混乱は、身体損傷や疾病、手術などをしていなくても生じることを忘れないようにする。つい数年前まで皺一つなかったのに、急に白髪や皺が目立つと、悲しいものである。

❺❻変化した身体を直視してもらい、身体的変化を受け止めてほしくても、強引な露出は患者を深く傷つける。化粧や帽子、衣類などで保護することも重要である。

E-P 教育計画

❶身体の外見は人の価値を決めるものではないことを説明する。

❷外見の評価は、必ずしも自分と他者が同じであるとは限らないことを説明する。

❶❷説明をしたからといって、患者自身の考え方や価値観が急に変わるものではない。ただ、話を聞きながら、少しずつ自分の身体を受け入れられるように援助する。患者の意見を否定するのではなく、別の考え方があることを説明するようにする。

患者さんが身体の変化をどう捉えているかに着目しよう!!

表1　身体の外形・機能の変化をもたらすおもな侵襲的治療

身体外形・機能の変化		原因となる侵襲的治療
身体外形の変化	手術療法	ストーマ造設、乳房切除、四肢切断、喉頭摘出、食道再建、眼球摘出、体表の術創など
	化学療法	脱毛、皮膚の色素沈着、爪の変色、ムーンフェイス（満月様顔貌）、食欲低下によるやせ、内出血、皮膚炎
	放射線療法	皮膚の変色、脱毛（頭部への照射）
消化・排泄機能の変化	手術療法	胃切除、食道切除、膀胱切除、直腸切除
感覚・活動・運動機能の変化	手術療法	肺切除、四肢切断、眼球摘出
	化学療法	末梢感覚麻痺
性機能・シンボルの変化	手術療法	子宮摘出、乳房切除、精巣摘出、直腸切断、膀胱切除など
	化学療法	無精子症

雄西智恵美：ボディイメージの変化に対する看護．小松浩子著者代表，系統看護学講座 専門分野Ⅱ 成人看護学 1 成人看護学総論 第 13 版，医学書院，東京，2010：304．より引用

32 介護者役割緊張

古川秀敏

どんなときに挙げる診断？（診断の意味）

「介護者役割緊張」は、「家族や重要他者にとって、介護者（世話をする人）としての役割の遂行が困難になっている状態」と定義されています。

役割に関する概念はさまざまありますが（P.108 表1）、この診断で使用されている役割緊張とは、何らかの原因によって役割遂行が困難となり、その人の心理や相互作用に緊張が生じることをいいます。

重要他者とは、ある人にとって、重要な意味をもつ他者、その人の考え方や言動に影響を与えている人を指します。例えば、母乳による栄養だけでなく安全と安心、愛情も与えてくれる母親は、乳児にとって重要他者といえます。

介護者役割緊張という看護診断は、患者や療養者自身の問題ではなく、介護する家族や療養している患者にとって重要な存在である他者の問題として取り扱うこととなります。

以下のような状態で挙げることが多いでしょう。
- 介護に不安を抱えている
- 介護を遂行できる能力がない
- 介護者が身体面に健康問題を抱えている
- 介護者が精神面・情緒面に問題を抱えている
- 介護者が社会的・経済的な面に問題を抱えている
- 家族としての機能が良好にはたらいていない

標準看護計画

期待される結果（看護目標）
- 家族や重要他者から、介護を継続しようとする意思を表す言動がみられる。

看護計画	根拠
O-P 観察計画 ❶家族構成 ❷介護者の介護能力 ❸介護時間 ❹介護者の生活リズム ❺介護者と療養者との関係性 ❻介護者の療養者への思い ❼介護者の介護に対する思い ❽介護者の身体状況 ❾介護者の精神的な状況 ❿介護者の社会的・経済的な状況 ⓫療養者の身体的状況 ⓬療養者の介護に対する思い	❶❷❸❹主たる介護者のほかに家族の協力が得られるかどうかの判断のための情報となる。また、主たる介護者だけで、介護が継続できるかどうかの判断のための情報となる。 ❺❻❼介護者が介護をどのようにとらえているか、どのような介護をしたいと考えているかを判断するための情報となる。介護者が理想とする介護を聴取することにより支援の方法を考える手がかりとなる。 ❽❾❿介護者がこのまま介護を継続していくことができるかの判断のための情報となる。看護だけでなく、ほかの専門職の協力を要請する情報にもなる。 ⓫⓬とともに介護の継続が可能かを判断するための情報となる。 ⓬介護は療養者と介護者の相互作用であるため、介護者だけでなく療養者自身の介護に対する思いを聞くことも大切である。

看護計画	根拠
C-P **ケア計画** ❶患者の疾患や障害の特徴や症状について説明する。 ❷介護者が感じていることを表出できるよう声かけを行う。 ❸介護者が表出する言動に対して傾聴する。 ❹看護師が代行できるケアは看護師が行い、ケアの間は休んでもらう。 ❺介護者の状況を他職種に情報提供し、職種間で支援の方針を統一する。 ❻使用可能な社会資源の情報を提供する。	❶新たに生じた疾患や障害の場合、介護者が不必要に不安を抱く場合がある。介護者に将来に対するよけいな不安を生じさせないよう、十分な説明が必要となる。 ❷❸思いを表出することにより、介護を困難としている課題が明らかとなる。また、介護者が思いを表出することにより、精神的な安定をみることがある。 ❹身体的・社会的な負担がある場合、看護師がケアをしている時間が、介護者の休息の時間として、また、介護者が自分の時間として使用できるよう配慮する。 ❺看護だけでなく他職種の協力を得て、介護負担を軽減することが重要である。支援の方針が統一していないと、各専門職が提供するケアに一貫性がみられなくなる。例えば、看護サイドは端座位を目標にケアをし、リハビリスタッフは室内歩行をめざすなど、方針の統一のなさは療養者や介護者を混乱させてしまうばかりか、療養者の自立の妨げになる場合もある。 ❻情報提供に備え、医療制度だけでなく、家族会など地域のさまざまな社会資源の情報を収集することが重要である。また、法律や制度に詳しい職種（MSW）につなげることも大切である。
E-P **教育計画** ❶介護者が利用可能な社会資源について情報提供する。 ❷介護が困難なときは、いつでも連絡するように伝える。 ❸緊急時に連絡すべき場所を決め、すぐに連絡できるようにする。	❶退院後、在宅での介護が必要となる患者もいる。そのなかには、例えば、介護保険を申請していない患者もいたりする。利用可能な社会資源や制度についての情報提供は、身体的・精神的な支援のほか、経済的な支援にもつながる場合がある。 ❷相談相手となる人をもつことは、介護者にとって重要である。相談できる専門職の存在は、不安の軽減を促す。 ❸普段の介護においても身体的・心理的・経済的な緊張を強いられており、緊急時は介護者にさらにストレスを与えると推測される。緊急時の対応ができるようにしておくことは重要である。

表1　役割に関する概念

役割にかかわるさまざまな概念が存在する。これらを理解することによって、役割関係領域のより深いアセスメントを行うことができる。

役割期待		相互関係のなかで認知された、役割に寄せられる暗黙の期待
役割取得		他者からの反応（他者の態度や期待）を参考に、その社会における自己の役割を認識し、その役割を自己に取り込むこと
役割遂行		役割期待に応え、その役割にふさわしい行動をとること
役割葛藤		同一人物に期待される役割と役割とが矛盾する状況
	役割内葛藤	ある1つの役割に対して互いに矛盾する複数の役割期待があること
	役割間葛藤	同一人物に対して、矛盾した複数の役割を同時に期待されること
役割の逸脱		個人に課せられた役割から外れた状態のこと
	役割距離	個人とその個人が担っていると想定される役割との間に隔たりがある状態。主観的に役割から距離をとること
	役割失敗	役割遂行をしようという意思がないことによって、役割のとれていない状態
病者役割（患者役割）		病気の人に期待される社会的役割のこと。T.パーソンズは、病気になった人は、病気に対する責任が免除される、通常の社会的役割が免除される、病気からの回復努力の義務を負う、専門的援助を受容し医師と協力する義務を負う、という4つの役割をもつとしている

33 非効果的役割遂行

下舞紀美代

 ## どんなときに挙げる診断？（診断の意味）

「非効果的役割遂行」の定義は、「行動と自己表現のパターンが、周囲の状況・規範・期待に合わない状態」です。

役割とは、個人が社会のなかである集団に属したり、期待されることで発生します。つまり、社会的規範のなかで、担うべきことが決まってくるのです。例えば、Aさんが2人の子どものいる母親だったとします。このAさん個人をみなさんが知らなくても、子どもに食事をつくり、やさしく愛情を注ぎ、子どもを抱き抱え擁護するなど、その人の行動がある程度予測できます。この場合、Aさんの性格や年齢、価値観など個人的なことに関係なく役割が社会的に決まってきます。

役割機能とは、ある集団や社会的規範がその人に期待し担うべきことと言い換えることができます。非効果的役割遂行は、ある集団や社会的規範がその人に期待し担うべきこと（役割期待）が、効果的に遂行できない場合に挙げられます。

ここで、役割期待と役割関係について少し解説します。その人が、期待される役割行動に対して役割を果たそうとする行動を役割遂行といいます。役割遂行を期待通りに遂行するには、役割を遂行する人と役割を期待する人の間に、共通した社会的な規範（判断・評価・行為などの根拠となる規準のようなもの）が存在します。この社会的な規範に反する役割期待や役割遂行が生じ、健康問題が生じたり悪化させることになると、非効果的役割遂行という看護診断を挙げて計画を立案します。ここで注意が必要なのは、役割は固定的なものではなく変化するものであることを念頭におきましょう。社会的な規範が変わることもあるし、担う役割が変わることもあるのです。

今回は、その役割のなかで病者役割遂行に焦点を当て、非効果的役割遂行について解説します。

以下のような状態で挙げることが多いでしょう。
- 役割期待が高すぎると感じている
- 役割期待の変化
- 多くの役割を担い優先される役割が見いだせない
- 役割期待が複雑で遂行することができない
- 役割遂行の方法を知らない
- 不安が強く役割を遂行できない
- 役割遂行の環境の変化

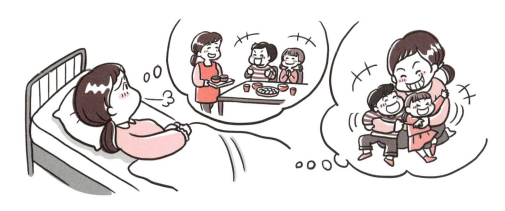

標準看護計画

期待される結果（看護目標）　●病気や治療のことを中心に考えた役割遂行ができる。

	看護計画	根拠
O-P 観察計画	❶役割遂行の困難に対する訴え ❷疾患や治療に対する理解 ❸入院や治療により生じる役割の変化 ❹役割期待の理解	❶効果的に役割遂行ができるためには、何が遂行を困難にしているか明らかにする必要がある。よく患者の訴えを聞き、アセスメントする必要がある。 ❷疾患や治療について誤った認識があると、役割遂行は役割期待と反することが生じる。 ❸❹今まで役割遂行ができていた人も、病状の悪化などで役割期待が変化する。しかし、患者自身、役割期待が変化していることに気づかない場合がある。役割変化の自覚は、役割期待と役割遂行を効果的にする。
C-P ケア計画	❶役割遂行の困難性をサポートする。 ●病者として治療に専念しつつ、職場や家庭での役割が遂行できる環境を提供する。 ❷役割期待を受け止めるためのサポートをする。 ●徐々に治療参加できるよう、段階的に治療計画を提示する。 ❸役割失敗を責めず、患者の尊厳を遵守する。 ●自尊感情を傷つけることなく、その人の価値や信念を可能な限り優先する。	❶❷役割期待を理解しているからといって、役割遂行ができるわけではない。例えば、糖尿病の患者が食事療法を守ることが重要であることは理解していても、間食したり過食することはある。役割遂行は、個人的な嗜好や欲求を自制しなければならない場合が多いので、サポートは重要である。また、人は複数の役割を担っている。病者役割遂行に専念できるように、気がかりな役割期待の遂行をサポートする。 ❸役割遂行の失敗は、自信をなくし自尊感情を深く傷つける場合がある。どんなときも、患者に寄り添い、親身に相談にのり、話を聞くことが重要である。その話のなかに効果的な役割遂行のヒントがある可能性がある。
E-P 教育計画	❶現実的に役割期待を受け止め、役割遂行できるためのプログラムを作成する。 〈例〉 1.健康回復、維持のために必要な役割遂行（行動）について説明する。 ●糖尿病患者のインスリン注射の必要性など 2.役割遂行の方法を具体的に説明する。 ●注射部位や量、皮膚消毒の方法など 3.役割遂行のための方法を身につけて実践できる。 ●インスリン注射を実施するなど	❶役割を遂行するためには、役割期待の内容を説明し、その役割が遂行できるよう手順や方法を説明する必要がある。

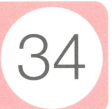

34 出産育児行動促進準備状態

濱嵜真由美

どんなときに挙げる診断？(診断の意味)

「出産育児行動促進準備状態」は、「安寧のための、健康的な妊娠、出産、新生児ケアの準備と維持のパターンにおいて、さらなる強化の可能な状態」と定義されています。

そのため、この診断を挙げる時期には、妊娠期、分娩期、産褥期が考えられますが、ここでは、看護学生が受け持ち立案することの多い、「妊娠期」「産褥期」に分けて、「診断の意味」「標準看護計画」を取り上げます。

妊娠期

以下のような状態で挙げることが多いでしょう。
- 妊婦が妊娠中のマイナートラブルに対処できている状態
- 妊婦が乳頭・乳輪部に対してセルフケアができている状態
- 妊婦が分娩に備えて、身体的・精神的準備ができている状態
- 妊婦が妊娠36週時に、入院に必要な物品の準備ができている状態
- 妊婦が退院後の育児に必要な物品が準備できている状態

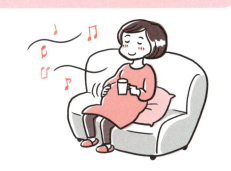

標準看護計画

期待される結果(看護目標)
- 妊婦がマイナートラブル(腹部緊満感、腰痛、こむらがえり、便秘、痔、尿失禁など)に対処できている。
- 妊婦が乳頭・乳輪部に対してセルフケアができている。
- 妊婦が分娩に備えて、身体的・精神的準備ができている。
- 妊婦が妊娠36週時に、入院のための必要物品の準備ができている。
- 妊婦が退院後に育児に必要な物品が準備できている。

看護計画	根拠
O-P 観察計画 ❶妊娠週数 ❷切迫早産徴候の有無(35週6日まで) ●腹部緊満感の有無、疼痛自覚の有無 ●性器出血の有無・量・性状 ●破水感、破水の有無・量・性状 ❸分娩開始徴候の有無(36週0日以降〜)	❶❷❸❺❻❾妊婦が腹部緊満感を訴える場合、病的な子宮収縮ではないかの鑑別する必要がある。同じ症状であっても35週まで切迫早産徴候で、36週以降では分娩開始徴候であり、妊娠週数によってアセスメントする。 ❶❹❺❼❷①在胎週数に応じた胎児の健康状態と発育状態の評価をアセスメントすることができる。

111

看護計画	根拠
O-P 観察計画	

看護計画（O-P 観察計画）

- ●陣痛開始の有無、疼痛自覚の有無
- ●性器出血の有無・量・性状
- ●破水感、破水の有無・量・性状
- ❹胎児の状態の観察
- ●超音波検査による胎児健康状態の確認：BPD（大横径）、FL（大腿骨長）、AC、胎児推定体重、羊水ポケット
- ❺胎動の有無、胎児心拍陣痛図
- ❻母体の一般状態
- ●血圧、排尿・排便回数、体重増加量
- ❼子宮底長、腹囲
- ❽尿検査
- ●尿糖、尿タンパク
- ❾子宮頸管長
- ❿妊娠性貧血の他覚症状（顔色、眼瞼結膜、爪の色）、自覚症状（めまい、立ちくらみ、動悸、息切れ、易疲労性、倦怠感）の有無
- ⓫血液検査データ：Hb、Ht
- ⓬マイナートラブルの有無、対処の有無
- ●悪心・嘔吐、腰背部痛の有無・部位、こむらがえりの頻度、尿失禁、痔、便秘、静脈瘤、浮腫の有無・部位など
- ⓭冷えの有無・部位、対処の有無
- ⓮腟分泌物の量・性状（色・におい）
- ⓯乳頭の形態・伸展性、乳頭・乳輪の硬さ
- ⓰睡眠障害、熟眠感の有無、精神面、ストレス度、不安の表出の有無、不安の具体的な内容
- ⓱出産準備教室の受講の有無、身体の準備の有無
- ●妊婦体操、リラクセーション、補助動作、呼吸法
- ⓲入院時必要物品の有無、育児用品の準備の有無
- ⓳バースプランの有無
- ⓴相談相手の有無、パートナーや家族、友人のサポートの状況、関係性
- ㉑喫煙、飲酒、カフェイン

根拠

- ❶❽❾❿⓫妊娠週数に応じた母体の状態をアセスメントできる。
- ⓫⓬⓭⓮妊婦のマイナートラブルと異常の評価ができる。「マイナートラブル」とは、妊娠による生理的な変化や心理的要因によって生じる症状のなかでも、重大な器質的疾患や合併症のない不快症状である。マイナートラブルの大半は、妊娠経過中に自然に軽快し回復する。しかし、正常範囲からの逸脱、重篤な疾患が隠れている場合があるので、慎重にアセスメントする必要がある。
- ⓫妊娠性貧血は、非妊時と異なる基準値で診断され、Hb 値 11.0g/dL 未満および／または Ht 33％未満とされている。
- ⓬便秘は、妊娠中はプロゲステロンが多量に分泌されるため、腸管の平滑筋の緊張が低下し、腸管運動性が抑制されて弛緩性便秘になりやすい。
- ⓭妊婦の冷えは、早期産が正期産より 3.4 倍高くなる。
- ⓮生理的に腟分泌物が増加する。カンジタによる腟炎や外陰炎が発生しやすい。トリコモナス腟炎は早期産の可能性が高い。
- ⓯乳頭・乳輪部が産後の授乳に適した状態か評価する。
- ⓰妊娠初期は妊娠悪阻、妊娠後期は胎児成長に伴う腹部増大による腰痛や、胎児の下降で膀胱許容量が減少することによる頻尿などが睡眠に影響を及ぼす。体位の工夫や日中の休息を促す。また、分娩や産後に対する不安や緊張も不眠の原因となる。
- ⓱妊婦体操は、妊婦が妊娠に伴う心身の変化を理解し、自分のマイナートラブルが軽減できるように具体的な方法を示す。
- ●リラクセーション：分娩が順調に進行するためには、心身の緊張や不安から解き放たれ、子宮収縮の痛みを受け入れセルフコントロールし、深いリラックス状態を得ることが大切である。
- ●補助操作：圧迫法、マッサージ法、ツボ療法などが取り入れられている。
- ●呼吸法：分娩中、産婦が適切な呼吸法を実行することにより、体内に必要な酸素が供給され、エネルギー消費が増加している子宮筋や胎児の低酸素を予防する。身体の緊張は、静かな深呼吸で軽減する。
- ⓲入院時に必要な物品は、緊急時に備えていつでも持って行けるように、28 週ごろに入ったら準備しておく。
- ⓳バースプランを考えることは、妊婦が自分の出産に対して具体的なイメージをもち、主体的に考える機会となる。
- ㉑喫煙・受動喫煙は、異所性妊娠・流早産・切迫早産・常位胎盤早期剥離・前期破水、胎児発育不全（FGR）などのリスクが増加する。アルコールによる異常は、妊娠期間中どの時期でも起こり得る。胎児性アルコール症候群は、発育不全・中枢神経系の異常・顔面の異常を 3 大徴候とする。

看護計画	根拠
C-P **ケア計画** ❶尿検査の実施 ❷血圧測定 ❸腹囲、子宮底測定 ❹レオポルド触診法 ❺胎児心音聴取 ❻モニター装着・胎児心拍陣痛図の評価 ❼妊婦の表出した表情や感情、言動などを傾聴し、否定せず受け止める。 ❽プライバシーが守られるような話しやすい環境、雰囲気をつくる。 ❾胎児の状態などを詳しく説明し、児に対する愛着形成を促す。 ❿母親学級、両親学級	❶❷❸❹❺❻❼❽❾最初に妊婦・胎児の状態をアセスメントすることで、妊婦の出産育児行動促進準備状態をさらに強化していける環境や身体的・精神的準備ができ、本人の意欲が高まるような工夫・目標設定をする。 ❿母親学級・両親学級の運営により、他部門のスタッフ（医師、栄養士、保育士、理学療法士）と情報交換や効果的なマイナートラブルの軽減、育児技術の伝授、育児不安の軽減を実施していくことが望ましい。
E-P **教育計画** ❶マイナートラブルの対処方法を指導する（**表1**）。 ❷呼吸法・リラクセーションは、精神を落ち着かせる効果もあることを指導する。 ❸自覚的な腹部緊満感、疼痛、性器出血、破水などの異常時はすぐ伝えるように説明する。 ❹現在の状況を説明し、出産、育児の準備を少しずつ進めパートナーや家族の協力を得るよう伝える。 ❺家族やパートナーと一緒にバースプランについて話し合うように説明する。 ❻不安や疑問など何かあればささいなことでも遠慮なく質問、相談するよう伝える。	❶❷❸❻妊婦が訴える症状は、強さや頻度も個人差が大きく、妊娠経過によって変化する。医療職は、妊婦の訴えをよく聞き、不安の解消や疾患の早期発見に努め、妊婦の生活状況に合った指導を妊婦とともに家族にも行う。 ❹妊婦がパートナーや家族と退院後の新生児を迎えるための物品の準備ができるように指導を行う。 ❺妊婦が希望する出産をパートナーと検討していく必要がある。

表1 妊娠期のマイナートラブルの原因・症状とその対策

	原因	症状	対策	
頻尿	●子宮が増大し、胎児が下降してくることにより、膀胱や骨盤神経を刺激したり圧迫したりするため ●プロゲステロンが膀胱粘膜の充血を促進するため	●頻回な尿意や排尿だけでなく、膀胱炎の併発によって発熱、排尿時痛、残尿感、血尿などが現れることもある	●尿意をがまんしない ●ビデなどを使用し局所の清潔を心がける ●塩分のとりすぎに心がけ、栄養バランスに気をつける ●就寝前の水分摂取を控える	●就労妊婦は、休憩時間は横になり休息をとる ●午睡をとる ●外出先から帰宅したらしばらく横になる
便秘	●プロゲステロンが消化管蠕動運動を抑制するため ●妊娠初期はつわりによって食欲が低下し、妊娠末期は子宮の増大によって胃が圧迫されることで、食事摂取量が減少するため	●下腹痛 ●便が硬くなる、兎糞便 ●痔 ●悪心、嘔吐	●便意をがまんしない ●毎朝、一定の時間にトイレに行く習慣をつける ●食事について留意する（朝食を摂取する、食物繊維の摂取量を増やす、ハーブティーを飲用する、ヨーグルトを摂取する）	●適度に運動をする（散歩、マタニティヨガ、マタニティスイミング、妊婦体操） ●ツボを押す（三陰交、足三里、合谷） ●腹部をマッサージする ●体を温める ●医師に相談のうえ、薬物を使用する
不眠	●妊娠初期：妊娠への不安、頻尿、身体の変化に対応できないことなど ●妊娠末期：夜間の頻尿、夜間の頻回な胎動、分娩への不安など	●入眠困難 ●眠りが浅い ●ひんぱんに目が覚める ●疲労感 ●倦怠感 ●イライラ	●適度に運動をする（散歩、マタニティヨガ・マタニティスイミング、妊婦体操など） ●リラクセーションを取り入れる（弛緩法、呼吸法、アロマセラピー、マッサージ、足浴など）	●環境を調整する（部屋を静かな状態にする、薄暗くする、音楽を流すなど） ●就寝前に次のことに気をつける：カフェインの多いものの飲用、テレビ・携帯電話・パソコンなどを長時間みない、ぬるめの湯につかるなど

どんなときに挙げる診断？（診断の意味）

産褥期

以下のような状態で挙げることが多いでしょう。
- 母親が産後のマイナートラブルに対処できている状態
- 母親の授乳行動ができている状態
- 退院に向けて、身体的・精神的準備ができている状態
- 母親の育児技術ができている状態
- 退院後の家族のサポートが調整できている状態

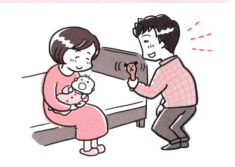

標準看護計画

期待される結果（看護目標）
- 褥婦が産後のマイナートラブル（後陣痛、腰痛、肩こり、痔、尿漏れなど）に対処できている。
- 乳房の自己管理ができ、授乳行動を確立することができる。
- 褥婦が乳頭の形態異常（扁平乳頭、陥没乳頭）に対してケアができている。
- 新生児に愛着があり育児技術ができている。
- 退院後の家族のサポートが調整できている。

看護計画	根拠
O-P 観察計画 ❶産褥日数 ❷母体のバイタルサイン・一般状態 ●排便・排尿回数、体重減少量 ❸子宮底長 ❹尿検査 ●尿糖、尿タンパク ❺後陣痛の有無 ❻創痛の有無 ❼貧血の他覚症状、自覚症状の有無 ●他覚症状：顔色、眼瞼結膜、爪の色 ●自覚症状：めまい、立ちくらみ、動悸、息切れ、易疲労性、倦怠感 ❽血液検査データ ●Hb、Ht ❾産後のマイナートラブルの有無 ●腰背部痛の有無・部位、こむらがえりの頻度、尿失禁、痔、便秘、静脈瘤、浮腫の有無・部位など ❿冷えの有無・部位	❶❷❸❹❺❻⓫産褥日数に応じた母体の状態をアセスメントできる。 ❼❽❾❿産後の褥婦のマイナートラブルと異常の評価ができる。 ●尿失禁は、分娩時の児頭の圧迫や膀胱括約筋不全などのために起こる。腹圧性尿失禁がほとんどであり、骨盤底筋訓練法が重要である。 ●痔は、産道通過時の児頭の圧迫および分娩時の努責の影響により、妊娠中から増悪する。 ⓬進行性変化（乳房）と授乳行動の状態を評価する。 ⓭⓮⓯不満足な出産体験、産後に対する不安や緊張も不眠の原因や産後うつ病の誘因となる。 ●産後うつ病は、産褥1か月以内に発症する産褥精神病である。EPDS（エジンバラ産後うつ病調査票）を用いた早期診断が実施される。10項目の質問があり、わが国では9点以上を産後うつ病の疑いありとされる。

看護計画	根拠

O-P 観察計画

⓫悪露（おろ）の量・性状（色、におい）（**表1**）
⓬乳頭の形態・伸展性、乳頭・乳輪の硬さ、乳頭亀裂の有無、乳房緊満感の有無、発赤の有無、硬結の有無、左右開口数、左右射乳数、1回母乳量、含ませ方、抱き方
⓭不眠、熟眠感の有無、ストレス度、不安の表出の有無、不安の具体的な内容、EPDS（エジンバラ産後うつ病調査票）得点
⓮相談相手の有無、パートナーや家族、友人のサポートの状況、関係性
⓯児に対する思い

表1　悪露の変化

産褥0～2日	●赤色 ●多くみられる（全量300～500mL） ●甘酸っぱい特有のにおいがある
産褥3～4日	●褐色悪露 ●出血量は減少し、産褥4日で大半は消失する ●軽い臭気がある
産褥2週以降	●黄色悪露 ●産褥4週ごろまで持続し、分娩8週後までには消失する

C-P ケア計画

❶バイタルサイン測定
❷尿検査の実施
❸子宮底測定（**表2**）
❹乳房マッサージ
❺褥婦の表出した表情や感情、言動などを傾聴し、否定せず受け止める（出産体験の振り返り）。
❻プライバシーが守られるような話しやすい環境、雰囲気をつくる。
❼新生児の状態などを詳しく説明し、児に対する愛着形成を促す。
❽骨盤ケア・産褥体操の実施

❶❷❸❹❺❻❼最初に褥婦・胎児の状態をアセスメントすることで、褥婦の出産育児行動促進準備状態をさらに強化していける環境づくりや身体的・精神的準備ができる。本人の意欲が高まるような工夫・目標設定をする。
❽骨盤ケア・産褥体操により、他部門のスタッフ（医師・理学療法士など）と情報交換や効果的なマイナートラブルの軽減を実施していくことが望ましい。

表2　子宮底の高さと子宮底長

	子宮底の高さ	子宮底長
胎盤娩出直後	臍下2～3横指	10～12cm
分娩後12時間	臍高～臍上1～2横指	15cm
産褥1～2日	臍下1～2横指	12～13cm
産褥3日	臍下2～3横指	10～12cm
産褥4日	臍高と恥骨結合上縁の中央	9～10cm
産褥5日	恥骨結合上縁上3横指	8～10cm
産褥6日	恥骨結合上縁上2横指	7～8cm
産褥7～9日	恥骨結合上に少し触れる	6～9cm
産褥6週	ほぼ妊娠前に戻る	

E-P 教育計画

❶産後のマイナートラブルの対処方法を指導する。
❷呼吸法・リラクセーションは、精神を落ち着かせる効果もあることを指導する。
❸自覚的な疼痛、発熱などの異常時はすぐ伝えるように説明する。
❹現在の状況を説明し、育児の準備を少しずつ進め、パートナーや家族の協力を得るよう伝える。
❺パートナーや家族と一緒に退院後の生活について話し合うように説明する（退院指導、沐浴（もくよく）指導）。
❻不安や疑問など何かあればささいなことでも遠慮なく質問、相談するよう伝える。

❶❷❸褥婦が訴える症状は、強さや頻度も個人差が大きく、産褥経過によって変化する。医療職は、褥婦の訴えをよく聞き、不安の解消や疾患の早期発見に努め、褥婦の生活状況に合った指導を褥婦と家族にも行う。
❹❺❻褥婦が、パートナーや家族と退院後の新生児を迎えた具体的な生活がイメージできるように指導を行う。

看護診断 34

出産育児行動促進準備状態

115

35 不安

下舞紀美代

どんなときに挙げる診断？（診断の意味）

「不安」の定義は、「**自律神経反応を伴う、漠然として不安定な不快感や恐怖感（本人に原因は特定できないかわからないことが多い）で、危険の予感によって生じる気がかりな感情。身に降りかかる危険を警告する合図であり、脅威に対処する方策を講じさせる**」です。この定義の意味を考えてみましょう。

不安は、何らかの刺激で危険を感じたときに起こる不快な、または恐怖の感情ですが、自分自身その原因が何であるかを知覚していない場合の反応も指します。自律神経系の反応とは、例えば、脈拍数や呼吸数の増加、呼吸困難、下痢、血圧の上昇や低下、便秘などです。つまり、交感神経系・副交感神経系にかかわる反応で起こるものを指します。

以下のような状態で挙げることが多いでしょう。
- 経済状態の変化
- 健康状態の変化
- 役割機能の変化

標準看護計画

期待される結果（看護目標）　●不安軽減のための効果的な対処方法を見いだすことができる。

看護計画	根拠
O-P 観察計画 ❶健康自覚 ❷健康管理 ❸認知、記憶、思考 ❹使用中の薬剤 ❺睡眠時間 ❻言動、表情、落ち着き ❼暴力を受けた経験など ❽興奮、無関心、無力 ❾血圧、脈拍、呼吸など、自律神経系の反応 ❿家族関係、人間関係、役割遂行	❶❷患者自身が現在の健康状態をどのように受け止め、管理しているかを知ることは、何が不安を引き起こしているのかを知る手がかりとなる。 ❸病状や、これから起こり得るできごとを正確に理解する能力を知ることができる。 ❹ステロイド薬のように感情・情緒面に影響する薬剤がある。 ❺不安がある場合、夜間不眠となることがある。また、夜間は話す相手もなく、1人で考え込んでしまう危険性もある。 ❻不安は漠然としたものなので、何によってその人が不安になっているのかをアセスメントするのに役立つ。 ❼不安には過去の経験も影響する。脅威の経験は、患者自身が意識していなくても心に潜み、引き金となるできごとがあると、ただちにその人に心理的な影響を与える。 ❽不安な状況が感情のコントロールに影響する場合がある。 ❾情動の調節にセロトニン神経系が関与すると考えられている。セロトニン神経系は脳幹の縫線核から網様体にあり、神経

看護計画	根拠
O-P 観察計画 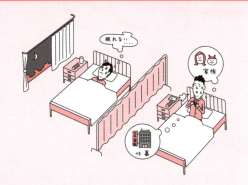	線維は中枢神経系に分布している。そのため、神経作用は情動や認知機能、性機能、自律神経にも影響する。 ❿安心して話ができる人がいるかどうかを知ることに役立つ。不安を軽減するには、対処行動が重要である。家族や親しい友人との会話で緊張がほぐれることがある。孤独感は不安を増強させる。また、その人が現在担うべき役割とは何か、その役割が遂行できているのか、役割が果たせない状況は何によって起こっているのかを知ることで、脅威となっている事象をアセスメントすることができる。
C-P ケア計画 ❶傾聴(いつでも話を聴く) ❷医師からの病状・進行・予後に対する説明のサポート ❸家族との会話の時間を設ける。 ❹睡眠障害があれば、医師の指示で薬剤を与薬する。 ❺起こっている身体症状(疼痛、下痢、呼吸困難など)に対する対処 ❻その人が大切にしている事象を尊重する。 ❼温かく受容的な雰囲気をつくる。 ❽リラクセーション 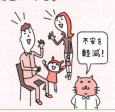	❶❼❽病気に関係なくとも思うがまま話してよいという環境をつくり、対話のなかで患者自身が、不安な状況にある自分を察知することができる。 ❷今後起こり得る不確かな病状の進行を予測的に知ることで、不安を軽減することができる。 ❸家族との会話により気持ちが和らぐ。また、1人でいると孤独感が強まり感情のコントロールが困難になる。支えてくれる人がいるという自覚が重要である。 ❹体力の消耗を最小限にし夜間に1人で考え込むことを防ぐ。 ❺自律神経系の反応や、病状の変化に対処することで、不安が軽減する場合がある。例えば、一晩中、痛みがあったら、病気が悪くなっているのではないかと考えたり、考え出すと呼吸も苦しいような気がしてくるかもしれない。 ❻その人の大切なものを看護者が大切に思うことは、患者―看護師間の信頼関係の構築にも役立つ。
E-P 教育計画 ❶感情や恐怖を言葉で表現するように説明する(必要な場合、カウンセラーの指導を計画)。 ❷効果的なリラクセーションの方法をみつけられるように指導する。	❶自分自身が不安な状態にあることを自覚しないことには、対処もできなければ対処方法も見いだすこともできない。 ❷自律神経の緊張を和らげ、落ち着いて自分の置かれた状況を考えるための1つの方法として、リラクセーションがある。しかし、入院中や治療中は普段行っていたリラクセーションが必ずしもできるとは限らない。そこで、自分自身で今の環境に合ったリラクセーションの方法を見いだすことは非常に重要となる。

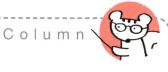

Column

「不安」の期待される結果はこう考えよう

「不安」は、漠然とした危険予知によって起こっている脅威に対してどのように対処するか、また、対処方法をもっているかという情報が重要となります。今までの対処方法が入院によって実行できなくなったり、今までに体験したことのないできごとに直面した場合、その対処方法を見いだせないことがあります。

ですから、「不安」の期待される結果は、不安軽減を図るためにはどのような対処方法があるか、どのように対処したらよいかを見いだすことが優先されます。

36 非効果的コーピング

下舞紀美代

どんなときに挙げる診断？（診断の意味）

「非効果的コーピング」の定義は、「ストレッサー（ストレス要因）の正当な評価ができない、習得した反応を適切に選択できない、あるいは入手可能な資源（リソース）を利用できない状態」です。

コーピングとは、「ストレッサーを処理しようとして意識的に行われる認知的努力（行動および思考）」と定義されています[1]。つまり、人はさまざまなできごとを体験しながら生活していますが、そのできごとをその人が負担や重荷に感じたり、不安に思ったりすると、そのできごとはストレッサーとなります。そのときに人は何とかそのストレスを回避しようと努力し、そのできごとに適応しようとします。このときの行動や反応がコーピングです。コーピングは問題焦点型コーピングと情動焦点型コーピングがあります。

人は、さまざまなストレスを、コーピング手段を用いてうまくコントロールしていきます。しかし、入院や治療による制限が加わり、それがストレスとなった場合、入院前のコーピング手段が選択できない場合が発生します。例えば、友人とおしゃべりをしたり、食事を楽しんだり、旅行に行ったり、飲酒や喫煙などは、ある人にとってコーピング手段の1つかもしれません。しかし、入院治療中では、これらのコーピング手段がとれない場合が生じてきます。そうすると、物を投げて八つ当たりしたり、落ち着きなく歩き回り、不眠となったり、動悸がしたりと健康回復に影響する症状が出現してきます。このような場合に、非効果的コーピングを挙げて効果的コーピングができるように看護介入していくのです。

以下のような状態で挙げることが多いでしょう。
- 身体的苦痛が強く、回復が望めないような状態
- コーピング手段が少ない
- 思うように動かない身体
- ベッド上での排泄
- 面会制限や行動制限

標準看護計画

期待される結果（看護目標）
- ストレスによる身体症状の減少を言葉で述べることができる。
- 効果的コーピングパターンを見つけることができる。

看護計画	根拠
O-P 観察計画 ❶不安の軽減（気がかりなことに自分自身が気づく） ❷落ち着きのなさ、集中力の低下 ❸言動や表情 ❹食欲	❶不安がある場合、その不安が何によって起こっているかわからないままコーピングしようとしても、建設的行動はとれない。自分自身が今置かれている不快で不安定な状況が何によって起こっているかを知ると、そこを改善するための努力的行動が可能となる。

看護計画	根拠
O-P 観察計画 ❺不眠 ❻動悸、呼吸促進、発汗などの自律神経症状	❷❸❹❺その人にとって脅威であったり、負担、重荷があると、ストレスフルな状況が続くことになる。たとえ複数のコーピング手段をもっていてもストレスのほうが勝り、情動反応が出現する場合がある。 ❻ストレスフルな状況下では、自律神経の興奮が続き生理的反応が出現する。
C-P ケア計画 ❶治療、予後などの情報は、事実に基づいて提供する。 ❷情動反応（怒り、不安、いらだち、悲しみなど）を軽減するための手段として、話を聞いたり、タッチングによりそばに寄りそう。 ❸患者のコーピング手段を増やすための提案を行う。 ❹患者の病状が悪化しているときは、症状緩和（医師の指示で）を積極的に進める。	❶未確認で不確実な情報は患者の不安を助長する。また言い訳や事実を隠すような情報の提供は、患者の信頼を失うばかりでなく、患者が自分の置かれたストレスフルな状況から脱するための手段を導き出すことができない。 ❷情動的反応は、今ある苦痛から脱するための防御的な情動焦点型コーピングの場合がある。患者自身が自分の苦痛を吐露し、情動を保とうとすることを援助する。 ❸有効なコーピング手段を患者とともに考え、専門的知識に基づいた、新たなコーピング手段を提案することで、苦痛を緩和できる。 ❹身体的な苦痛は、ストレスフルな状況をさらに悪化させる。呼吸困難や疼痛などは、いち早く医師の指示下で改善できるような援助を行う必要がある。身体的な苦痛があっては、コーピングしようにも建設的考えが浮かばず対処行動も伴わない。
E-P 教育計画 ❶治療上患者に要求される制限や役割に対して自分の強さを構築しつつ、適応促進できるように教育指導を行う。 〈例〉栄養指導、運動療法の方法指導、禁煙プログラム、禁酒プログラムなど	❶効果的なコーピングができるようになるには、コーピング手段を増やすことと、ストレスに耐えうる強さが必要となる。しかし、あるできごとが脅威や負担、重荷になってしまってはまたストレスとなるので、あるできごとが起こっても、解決する方法を知っていると脅威や負担、重荷にはならない。例えば、英語の得意な人は英語の試験は脅威や負担、重荷ではない。しかし、英語が苦手な人は、英語の試験を受けることが脅威や負担、重荷になる。疾患に対し行う治療、予後、今ある状態から脱する方法、今の最善の状況を維持する方法を知ることで、脅威や負担、重荷を軽減することができる。

看護診断 36 非効果的コーピング

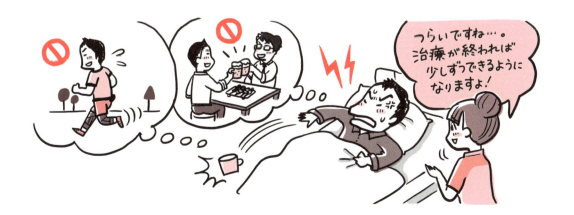

37 スピリチュアルペイン

下舞紀美代

どんなときに挙げる診断？（診断の意味）

「スピリチュアルペイン」は、「自己、他者、世界、または超越的存在とのつながりを介して、人生の意味を経験する能力の障害に関連して、苦しんでいる状態」と定義されています。超越的存在とは、人間の限界を超えたもので、例えば神や仏のようなものです。窪寺（2004）は、スピリチュアルペインを、「人生を支えていた生きる意味や目的が、死や病の接近によって脅かされて経験する、全人的苦痛である」[1]と述べています。

看護診断の定義と窪寺（2004）の説明から考えると、看護診断「スピリチュアルペイン」は、生きる意味やそこに存在することの意味を、つらく過酷な状況のなかで見失ってしまい、自分自身ではどうにもできずに苦悩している人に対して挙げる看護診断といえます。

以下のような状態で挙げることが多いでしょう。
- 死が迫りつつあり動揺している
- 生きる意味を見失い、不安や孤独に苛まれている
- 死が迫りつつあるが、家族や友人などと否定的人間関係にある
- 罪悪感や絶望感、怒りが持続している
- 体の一部や親しい人を失っている

標準看護計画

期待される結果（看護目標） ●人生の意味を見いだし、心の安寧を図ることができる。

看護計画	根拠
O-P 観察計画 ❶信念や価値観についての言動 ❷家族や友人との面会状況や会話 ❸宗教への関心や祈りの希望 ❹睡眠状態、食欲 ❺疾患からくる症状の増悪	❶人生の意味を見失い、なぜ生きているのか、生きてきたのか、どのように生きてきたか、「今後どのように生きたいか」など、その人の信念や価値観に対する考えを知ることで、患者が今どのようなことで苦しんでいるのか理解することができる。 ❷他者との相互的かかわりで、生きる意味を見いだす場合も多い。他者とのかかわりのなかで愛情を感じたり、今までの自分を許し、他者を許すことにもつながる。人間関係の改善が他者との否定的関係から肯定的関係性につながることもある。 ❸人間の知力や体力には限界がある。患者自身では超えることのできない状況が生じた場合は、神や仏への祈りは心の安寧につながる場合がある。 ❹過度な精神的興奮が持続すると、睡眠不足や食欲不振となり全身状態の悪化につながる。

	看護計画	根拠
O-P 観察計画		❺この看護診断の関連因子である「終末期」や「死に直面する」などは、疾患の悪化によって身体的苦痛が増強したときに、患者が自覚する。そのため疾患からくる症状の増悪は、スピリチュアルペインの引き金になると考えておいたほうがよい。
C-P ケア計画	❶家族や友人重要他者と過ごすための時間や場所を設定する。 ❷生きる意味や価値観を見いだせるように話を聞く。 ❸心配事や不安、怒りなどを表出できるようなプライバシーが守れる静かな時間を設ける。 ❹苦しいときには看護師がいつでも支えになることを伝える。 ❺悔いや、やり残していることを解決に向けてともに考える。 ❻身体的・社会的苦痛の緩和に努める。	❶同室者への気遣いや他人に心のなかをのぞかれるような警戒心があると、自分の気持ちを話すことは難しい。ゆっくり家族と過ごし、今まで話せなかったことなどが話せる時間も必要となる。単に面会ということではなく、旅行や一時的な退院、外泊なども患者や家族とともに計画するとよいだろう。 ❷患者自身が自己理解を深め生きる意味や目的を見いだすためには、患者自身が自分の気持ちに気づく必要がある。そのためには、心にあるものを言語化し、さらには自由な表現で言葉にすることが気づきを引き出すこともある。 ❸同室者や家族に対する気遣いから、気持ちを抑え1人で苦しんでいる場合も少なくない。内に秘めている感情を素直に表出できるための配慮が必要である。 ❹人は誰しも心の支えは必要であると考える。看護師の意思を伝えることは患者の安心につながるので、誠実に向き合うことが大切である。 ❺悔いややり残しは、自然と消えてしまうことは少ない。穏やかに過ごせるために患者がやり残しと感じていることは、最後までまっとうできるよう支援する姿勢を示すことが重要である。例えば、死が迫る患者は、このような体調だったらもう叶わないと諦めてしまうこともある。そのようなことが少しでも解決できるよう患者に寄り添う。 ❻終末期の患者であれば、その看護はトータルペイン(全人的痛み)として考える。身体的・社会的苦痛があるなかで、スピリチュアルペインが緩和することはないと考える。
E-P 教育計画	なし	このような過酷な状況にある人に、具体的かつ段階的教育計画を遂行することは困難である。まずは、OP、CPで介入し、サポートグループの紹介などしつつ進めていく。

Column

「スピリチュアルペイン」を挙げるときの注意点

　スピリチュアルペインは患者の内面に潜み、患者の反応は人によって異なります。表情や会話、他者とのつながりや無関心など、患者の反応を敏感に察知する必要があります。そのためには、スピリチュアリティーに関する知識に加え、看護師個人の資質や人生経験、宗教学的視点が必要となります。実習で挙げる場合は、熟練した臨床指導者や教員の指導のもと、実施することになるでしょう。

38 感染リスク状態

古庄夏香

どんなときに挙げる診断？（診断の意味）

「感染リスク状態」の定義は、「**病原体が侵入し増殖しやすく、健康を損なうおそれのある状態**」です。リスク型看護診断なので、感染が起こらないように予防的ケアを必要とする看護診断です。感染を起こす危険因子の有無をアセスメントし、危険因子がある場合は対処を考えます。

この場合の危険因子とは、外科的な処置や外傷などで皮膚に傷ができた状態だけでなく、体内に病原菌が侵入しないようにするメカニズムや侵入してきたときのメカニズムはきちんと機能しているか、免疫機能に必要な栄養状態はどうか、免疫機能を低下させるような薬剤の使用がないか、などが考えられます。

以下のような状態で挙げることが多いでしょう。
- ドレーン・チューブ類の留置
- 白血球の減少
- 外傷
- 薬剤による免疫抑制
- 栄養不良
- 慢性疾患（糖尿病、膠原病など）

標準看護計画

期待される結果（看護目標）
- 感染を起こさない。
- 感染を早期に発見し、症状が悪化しない。
- 感染が防止できるように生活環境を整えることができる。
- 感染予防のための清潔行動を実施できる。
- 感染予防のたの自己管理（服薬、食事など）ができる。

看護計画	根拠
O-P 観察計画 1. 感染症を引き起こしやすい因子の有無と程度 ❶観血的処置の有無 ❷膀胱留置カテーテルの有無 ❸皮膚・粘膜・口腔の清潔状態 ❹栄養状態 ❺年齢、性別、遺伝的体質 ❻飲酒・喫煙の有無 ❼薬物療法 ❽先天性・後天性の疾患 ❾基礎疾患 2. 感染を示す症状・徴候 ❿全身症状：発熱、悪寒、倦怠感、悪心・嘔吐、	1. 感染を引き起こしやすい因子、感染の徴候をアセスメントし、感染を早期発見する。 1-❶❷観血的処置や膀胱留置カテーテルがあると、体内と外界との交通ができるため、抵抗力が低下した場合や免疫機能の低下しやすい疾患に罹患している場合、病原体が侵入しやすくなる。 1-❸口腔内の清潔が保てていない場合、肺炎になるリスクが高い。特に高齢者は誤嚥性肺炎を起こしやすい。 1-❼抗菌薬、抗がん薬、免疫抑制薬の使用により免疫機能が低下する。 1-❽❾免疫機能が低下しやすい疾患の場合、感染が起こらないように観察が必要である。

看護計画	根拠

O-P 観察計画

関節痛、筋肉痛
⓫炎症の5徴候：発赤、腫脹、熱感、疼痛、機能障害
⓬検査所見：WBC、CRP、血液培養、胸部X線

C-P ケア計画

1. 感染源からの隔離
❶面会制限
❷PPE（個人防護用具：ガウン、マスク、手袋）の着用（必要時、ゴーグル、フェイスシールド、キャップ、シューカバーの着用）
❸クリーンルーム、個室の使用
❹無菌食、加熱食の提供
2. 排泄物・分泌物（便、尿、血液、体液など）の消毒・滅菌
3. 病原体の伝播予防のための環境整備
❺室内環境を整える（換気、適温・適湿）。
❻清潔な衣類、寝具、物品、機材の使用
4. 生体への病原体侵入の防止
❼身体の保清
●清拭、口腔ケア、陰部洗浄、手洗いなど
❽滅菌操作
5. 患者の抵抗力強化
❾高タンパク、高カロリーの食事の提供
❿心身の安静
⓫外傷の予防、皮膚・粘膜損傷の予防

1. 感染源を把握し、感染拡大しないように対策をとる。
1-❷看護師の感染対策が十分でないと感染媒体になることがある。
3. 湿潤した病床やほこり、ベッド周囲の汚れなどが微生物の繁殖の原因となる。
4-❼皮膚や粘膜を清潔に保ち、細菌の繁殖・侵入を防ぐ。
5-❾栄養状態（特にタンパク質）の低下は、免疫機能を低下させる。
5-❿精神的ストレスは免疫力を低下させる。
5-⓫外傷や皮膚・粘膜の損傷は、病原体の侵入経路となる。

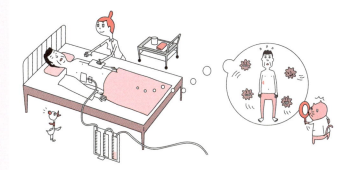

E-P 教育計画

❶体調に変化があった場合は知らせるように説明する。
❷抵抗力を強化できるような生活調整が実施できるように説明する。
●十分な休養、栄養摂取、環境調整
❸感染予防について説明する。
〈例〉
●手洗いの方法、マスク着用

❶感染の早期発見のために必要である。
❷❸患者自身が感染予防や感染拡大についての知識を身につけ、意識的に対策をとることで感染予防ができる。

看護診断 38 感染リスク状態

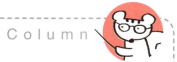

Column 感染予防のために必要な知識・技術とは？

感染には、予防できる完璧な方法はありません。予防するということは、感染の原因を正しくとらえ、アセスメントし、対処することです。そのためには、感染や免疫はもちろんのこと、形態機能学（解剖学・生理学）、薬理学、栄養学、病態生理学などの知識が必要になります。それらを根拠に、診療の補助に関する技術、清潔操作、身体の清潔を保つための保清の技術、感染予防技術を行います。

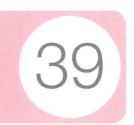

39 非効果的気道浄化

古庄夏香

どんなときに挙げる診断？(診断の意味)

「非効果的気道浄化」の定義は、「**きれいな気道を維持するために、分泌物または閉塞物を気道から取り除くことができない状態**」です。気道の粘膜には線毛があり、この線毛によって粘膜の表面に付着した細菌などを粘液とともに除去するはたらきがあります。非効果的気道浄化とは、このはたらきがうまくいかず気道内の分泌物が増加し、喀痰が喀出できない状態のことです。

外傷や手術創により喀痰が喀出しづらい場合や、呼吸筋のはたらきが弱くなっている状態、そのような状態を引き起こす疾患の場合にも、気道内に分泌物がたまり排出しにくくなります。

以下のような状態で挙げることが多いでしょう。
- 喫煙
- 肺炎
- 気管支喘息
- 慢性閉塞性肺疾患(COPD)
- 神経・筋系の疾患
- 人工気道

標準看護計画

期待される結果(看護目標)
- 効果的な咳嗽・喀痰喀出により、気道浄化が図れる。
- 正常な呼吸パターンとなる。
- 咳嗽や呼吸困難による身体的・心理的苦痛が緩和する。

看護計画	根拠
O-P 観察計画 ❶呼吸状態 ●深さ、数、リズム、呼吸音、胸郭の動き ●SpO₂、動脈血ガス分析 ●呼吸困難の有無 ❷バイタルサイン ❸チアノーゼ、四肢冷感の有無 ❹感染徴候 ❺喀痰の有無・性状 ❻食事摂取状況 ❼水分摂取量 ❽睡眠への影響 ❾検査所見：WBC、CRP、胸部X線、CT ⓫年齢・喫煙歴などの生理的誘因 ⓬基礎疾患	❶呼吸状態の観察により、肺でのガス交換を評価する。呼吸困難は、患者の安静を妨げる。 ❷❸呼吸器は生命維持に必要な酸素の取り込みを行うため、呼吸器系の障害は、全身状態の悪化をまねくおそれがある。 ❹❺痰が貯留すると細菌が増殖し、肺の感染症が起こることがある。 ❼水分摂取が少ないと痰が喀出されにくい。 ⓫⓬加齢、喫煙歴、基礎疾患などによって肺の機能の低下がある場合、呼気が困難になり、喀痰が喀出しにくくなる。

看護計画	根拠
C-P ケア計画 ❶ネブライザーによる吸入 ❷体位ドレナージ ❸バイブレーション、スクイージング ❹水分補給 ❺医師の指示による薬物の投与 ❻吸引 ❼環境整備 ❽清潔の援助 ❾不安の傾聴	❶ネブライザーによって加湿し、分泌物の粘稠度を下げ喀痰を喀出しやすくする。 ❷体位を変えることにより、末梢の気道に貯留した分泌物を主気管支へ誘導し喀出しやすくする。循環器系への影響があるため、心疾患、高血圧、高齢者などでは注意が必要である。 ❸バイブレーションは、物理的な振動を与え、痰を気管支壁より剥がし、喀出しやすくする。スクイージングは、呼気に合わせて胸郭を圧迫し、吸気時に開放することで、呼気流速を増大させ、気道分泌物を移動させる。気道内分泌物を除去し、換気が効果的に行われるように援助する。 ❹痰の粘稠度が高い場合、水分補給で粘稠度を下げ喀出しやすくする。 ❺薬物の効果により、痰をやわらかくし、気管支を拡張し、喀出しやすくする。 ❻分泌物が多く粘稠度が高かったり、咳嗽が弱かったりして、喀出がうまくいかない場合に行う。 ❼適切な温度、湿度を保ち、ほこりなど気管支や肺への刺激因子を除去する。 ❽咳嗽がひどい場合は体力を消耗するため、必要に応じ清潔の援助を行う。 ❾咳嗽がひどく、呼吸困難がある場合は不安が増強する。
E-P 教育計画 ❶安楽な体位について説明する。 ❷呼吸法（図1）による咳嗽と喀痰喀出方法について説明する。	❶座位や起座位など呼吸しやすい体位を保つ。 ❷深呼吸により肺胞の拡張を促進し、喀痰喀出を促す。

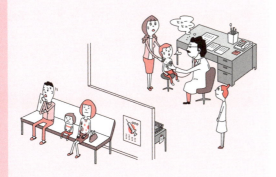

図1　呼吸法の例：ハッフィング

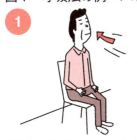

1. 深く息を吸い込み、2〜3秒止める。

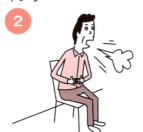

2. おなかに手を当てながら力を入れ、強く速く息を吐き出す。

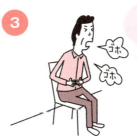

3. ❶❷を2〜3回繰り返したあと、咳をして痰を出す。

吸気をゆっくりと、呼気を強く速く行い、それを「ハッ」「ハッ」と繰り返す

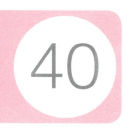

40 誤嚥リスク状態

穴井めぐみ

どんなときに挙げる診断？（診断の意味）

「誤嚥リスク状態」は、「気管や気管支に、消化管分泌物・口腔咽頭分泌物・固形物・液体が入りやすく、健康を損なうおそれのある状態」と定義されています。

以下のような状態で挙げることが多いでしょう。
- 消化管運動低下、胃内容物排出遅延、咳・嘔吐反射抑制
- 顔面手術・外傷
- 嚥下障害、下部食道括約筋機能不全
- 胃内残存物増加、胃内圧上昇
- 頸部手術・外傷、口腔手術・外傷
- 消化管チューブ・気管内チューブ・気管カニューレの存在
- 意識レベル低下
- 上半身の挙上ができない
- 治療に関連した副作用（例：薬剤）、経管栄養、顎間固定

標準看護計画

期待される結果（看護目標）
- 誤嚥しにくい姿勢が保てる。
- 口腔内を清潔に保つことができる。
- 誤嚥性肺炎の徴候を示さない。
- 呼吸音が清明である、発熱がない、夜間喘鳴がない。
- 誤嚥しにくい摂食嚥下方法を身につけることができる。
- 誤嚥しやすい食物や食形態がわかる。

看護計画	根拠
O-P 観察計画 ❶口腔粘膜・歯肉・歯牙の状態、唾液の分泌状態、舌苔の有無、舌の乾燥の程度、口臭、汚れの状態 ❷意識・認知レベル、咳嗽反射、呼吸機能、嚥下機能に影響する薬剤の使用、気管切開・気管カニューレ・経管栄養チューブの有無、消化管機能、消化管症状（そのほか、NANDA-Ⅰの診断指標を参照） ❸顔面・舌・頸部の運動、口唇の閉鎖、開口制限、嚥下反射、唾液の嚥下状態、唾液の吸引の有無、咽頭への唾液の貯留の有無（頸部聴診）、夜間の喘鳴・咳嗽、嚥下時の代償手段の有無（顎	❶❷❸❹❺❻嚥下を困難にしている背景を明確にする。 ●頸部聴診：「嚥下障害」（P.43）の項を参照。 ❻体調の変化の早期発見のために確認する。発熱・呼吸の異常は肺炎の徴候である。呼吸の異常は誤嚥のリスクを高める。 ❼夜間の咳などによる睡眠困難、食事量・食事形態による便秘・下痢はないか確認する。 ❽誤嚥症状の早期発見のために必要である。不顕性誤嚥では、むせがないため誤嚥しているのに気がつかないまま誤嚥物が肺深くに達して重症化することがある。 ❾誤嚥性肺炎の早期発見のために必要である。 ❿「食べる」ことは命の根源であり、楽しみでもある。「食べる」ことに困難があると、栄養低下や誤嚥への不安が生じることが

看護計画	根拠

O-P 観察計画

を上げて送り込む、2度飲み込む、嚥下後の咳払いなど)、構音障害、口唇音(パ・マ)・舌尖音(タ・ラ)・奥舌音(カ・ガ)の不明瞭、嚥下検査結果(VF、内視鏡、改訂水飲みテスト: **P.43表2**を参照など)

❹食事環境(静けさ・食台・椅子・食器類含む)、食事時姿勢(頸部・体幹)、食事形態・内容、食事量、食事時間、食後疲労感、食事介助方法
❺上下肢・体幹・頸部の可動域、ADL
❻バイタルサイン:血圧、脈拍、体温、呼吸
❼睡眠状況、排便状態
❽誤嚥症状の有無:嚥下前・嚥下中・嚥下後誤嚥、不顕性誤嚥、嘔吐後の誤嚥にも注意する。
❾誤嚥性肺炎の症状:むせ、発熱、咳・痰、SpO_2低下、チアノーゼ、異常呼吸音など呼吸器症状、炎症所見、繰り返す誤嚥
❿食べることへの思い、食事への満足感など

ある。

不顕性のこともあるため、むせがないからといって安心は危険です!

C-P ケア計画

❶朝食前・食後の口腔ケアの実施、歯はブラッシング、歯肉・口蓋・舌はイソジン®ガーグル液15~30倍希釈液に浸したスポンジブラシで清拭する。
❷カテーテル類は清潔に保持する。カフつき気管カニューレ挿入中はカフ上に貯留した唾液を吸引チューブから吸引する。カフなしに変更後は喘鳴時に気管吸引を行う。
❸睡眠薬、経管栄養カテーテルの留置などの必要性を十分に考慮し、不必要なものは排除する。
❹唾液の嚥下ができない場合は適宜吸引か口腔外へ排出する。
❺呼吸音を聴取し副雑音が聴かれたらスクイージング、体位ドレナージなどで分泌物の排出を促す。必要時、吸入、吸引を行う。
❻食事環境の整備(肘・股・膝・足関節が90度を保持できる机・椅子の高さ、頸部軽度屈曲位、膝の下に枕で屈曲位、静寂で妨害が入りにくい、楽しい雰囲気など)
❼嚥下の状態に応じた食事形態、食器類の選択
❽必要栄養量の確保、水分出納の管理、便通や睡眠の調整
❾食事前にアイスマッサージ・嚥下体操を実施する。必要時、間接訓練・直接訓練の実施。
❿心理的支援:心配や不安があれば傾聴し自己効力が上がるように励ます。気分転換活動を図る。

❶口腔内細菌による肺炎を予防する。
❷カフつき気管カニューレのカフ上に分泌液が貯留しやすく、分泌液が気道に流入すると誤嚥性肺炎の危険性がある。
❸除去できる要因は少しでも排除する。
❹誤嚥のリスクが高い人は咳嗽反射も低下していることがあり、気道内分泌物が貯留・流入する危険性がある。
❹❺❻❼誤嚥が起こりにくい状況・環境を設定する。
❽食事量・水分が十分確保できないことで栄養状態低下・脱水に陥らないように必要に応じて補充栄養剤の利用や輸液、経管栄養など摂取方法を考える。食事量や食事形態によって下痢・便秘が予測されるので調整する。夜間の咳嗽などにより睡眠困難が予測されるので調整する。
❾アイスマッサージ・嚥下体操は食事に意識を集中させ、嚥下筋群の緊張緩和、唾液分泌や嚥下反射を促進する。
❿心理的な苦痛に寄り添い、回復への意欲を少しでも引き出す。

看護計画	根拠

C-P ケア計画

【食事介助について】

● 頸部は軽く前屈、上半身はできる限り垂直に起こす、みぞおちに握りこぶし1個分の距離、足底が床面につく高さ、肘関節がほぼ90度に屈曲するようにして介助する。

● 介助者は座位で視線が合う位置、健側（下にする）に座り、スプーンを対象者の目の下のほうから持っていき、食物が見えるようにして食べる意欲や認識を促す。

● 献立の内容を知らせながら介助する。

● 液体にはトロミ剤を利用する。

● 舌、顔面麻痺がある場合は健側に食塊を入れる。

● 1口量は少なめにする（口に入る量ではなく飲み込める量）。

● スプーンは舌の中心（舌背）に置き、スプーンのくぼみを上口唇でとらえられるように引き抜く（あまり上に引き抜くと顎が上がってしまい誤嚥しやすくなるので注意）。

● 1口ずつ飲み込み（喉頭の挙上）を確認する。

● 咽頭に食物の貯留がないか確認（「あー」と発声し食事前よりガラガラするような場合は貯留している）し、咳払い、複数回空嚥下、交互嚥下（ゼリーなど嚥下しやすい形態のものを間に入れて嚥下）、うなずき嚥下（顎を引いて飲み込む）などで咽頭から除去する。

● 相手の飲み込むペースに合わせる。1口ごとに咀嚼を促しゆっくり食べるように声かけする。

● 無用な話しかけは避け、集中を促す。

● 疲労感に注意し食事時間（30〜40分）は一定に決めておく。少し休憩したり、食事を数回に分ける。

● 食後はファーラー位を保つ。

● 必要に応じて吸引を行う。

● 不顕性誤嚥に注意する。

● 随意的咳、空嚥下を促す。

● 食事時の途中で介助が交代することは避ける。

【食事介助の根拠】

● 食物は味覚だけでなく、視覚などでも味わうことができ、食物を見ることで食べることを意識化できる。

● さらさらした液体は咽頭を通過しやすく誤嚥しやすい。

● 患側からのアプローチは誤嚥の危険性が高まる。

● 頸部前屈は咽頭と気管に角度がついて誤嚥しにくくなる。

● 健側を下にしたほうが咽頭を通過しやすい。

● 1口量が多いと咀嚼しにくく飲み込みにくい。

● 嚥下の代償的方法で嚥下を促す。

● 食物・唾液の残留物が気道に落ち込み誤嚥することがある。

● 注意散漫になると咀嚼や送り込みが不十分のままの嚥下となる、食物が塊とならずパラパラと気道に落ち込む、咽頭に残ったままになるなど誤嚥の危険性がある。

● 嚥下のタイミングを乱すと誤嚥の危険性が高くなる。

● 咳嗽反射が低下するとむせが起こりにくく、誤嚥してもわかりにくい。

● 疲労感が蓄積すると誤嚥しやすくなる。

● 食後にすぐに臥床すると食物が逆流し、逆流性食道炎や逆流物による誤嚥の危険性がある。

E-P 教育計画

❶誤嚥による肺炎・窒息などの危険性を患者・家族に説明する。

❷以下の指導・説明を行う。

● 口腔ケアの必要性と方法

● 嚥下しやすい体位、食事介助の方法の説明

● 誤嚥症状の有無の観察

❶❷家族の協力・支援が得られることが望ましい。また、症状悪化につながる誤嚥、窒息を防ぐための方法も指導する。

看護計画	根拠
E-P 教育計画 ●食材の選択（嚥下しやすい食品：**表1**、とろみ剤、葛粉・片栗粉の代用）、食器類（**図1**）の選択、調理法など ●状態変化時、緊急時の連絡方法	

表1　嚥下しやすい食品・嚥下しにくい食品

嚥下しやすい食品	●密度が均一である ●適当な粘度があってバラバラになりにくい ●口腔や咽頭を通過するとき変形しやすい ●粘膜にべたつかない：ゼリー、ババロア、プリンなど
嚥下しにくい食品	●密度が一定していない：味噌汁、粥、シチューなど ●硬すぎて噛み砕けない：りんご、ごぼう、イカ、こんにゃくなど ●サラサラしすぎる：水、お茶、果汁、清涼飲料水など ●変形しにくい：寒天など ●粘膜にべたつく：のり、わかめ、葉の野菜、もちなど ●パサパサする：食パン、カステラ、ゆで卵、焼き芋など ●バラバラになる：ナッツ類、寒天、刻み食、焼き魚など

図1　食器類の例

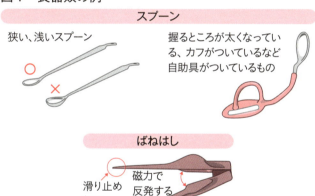

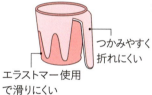

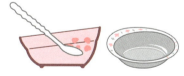

41 出血リスク状態

福田和明

どんなときに挙げる診断？（診断の意味）

「出血リスク状態」は、「血液量が減少しやすく、健康を損なうおそれのある状態」と定義されています。

この診断の危険因子を確認してみると、外傷による出血や手術後の合併症だけでなく、動脈瘤や潰瘍などの疾患、血液凝固障害を起こす病態、妊娠・分娩に関する合併症なども挙げられています。また、化学療法などの治療の副作用である出血傾向患者、出血予防行動が不十分な患者にも当てはまると思われます。

以下のような状態で挙げることが多いでしょう。
- 外傷
- 手術後に出血のリスクがある状態
- 動脈瘤や潰瘍、静脈瘤のある状態
- 血液凝固障害のある状態（先天性・後天性）
- 肝機能障害
- 妊娠合併症や分娩後合併症のある状態
- 出血を起こすリスクの高い治療を受ける状態
- 出血予防行動が十分でない状態

標準看護計画

期待される結果（看護目標）
- 出血が早期発見される。
- 出血のリスクと随伴症状を自ら説明し、対処できる。

看護計画	根拠
O-P 観察計画 ❶吐血・下血・喀血・血尿の有無・色・量・性状 ❷ドレーンからの排液量・色・性状 ❸吐血・下血・喀血・血尿の発現時期・回数・発現様式 ❹バイタルサイン：血圧、脈拍、呼吸数、体温 ❺ショック徴候：意識レベルの低下、脈拍微弱、不整脈、頻脈、脈拍触知不能、心拍出量低下、頻呼吸、浅呼吸、呼吸困難、血圧低下、脈圧低下、顔面・粘膜・皮膚蒼白、冷汗、皮膚湿潤・チアノーゼ、体温低下、四肢冷感、筋力減弱、尿量減少など ❻吐血・下血・喀血の前駆症状の有無と程度 ●吐血：悪心、胃部不快感・違和感、腹痛など	❶出血は生命危機に直結しやすいため、迅速な観察とアセスメントを必要とする。これらの観察項目は、出血のリスクの程度や出血状況を把握するために必要なものとなる。一般的に上部小腸からの出血は黒色便、下部小腸や右側結腸からの出血は暗赤色、左側結腸や直腸からの出血は鮮血便を呈する。 ❷手術直後のドレーンからの排液は血性から淡血性、淡々血性、漿液性へと変化する。血性が持続する、徐々に増加する、血塊を認める場合などは出血を疑う。100mL/時以上の場合は再手術の可能性もある。出血といってもその部位や形式はさまざまである。また、その範囲や回数、出血状況などを詳しく観察することが重要である。出血部位だけでなく、出血によって生じる全身状態への影響についてもアセスメントを行う必要がある。過去の出血歴についても情報収集が必要である。 ❸❹❺出血量によっては循環血液量に影響し、出血性ショック

看護計画	根拠

O-P 観察計画

●下血：腹痛、裏急後重（りきゅうこうじゅう）、腹部膨満感、ガス貯留感、便意など
●喀血：咳嗽、喀痰、胸痛、胸部不快感、咽頭部の異常感など
❼吐血・下血・喀血・血尿の随伴症状の有無と程度
●吐血・下血：立ちくらみや眩暈、四肢冷感、冷汗、チアノーゼ、頻脈、血圧低下、尿量減少、心窩部痛、腹痛、悪心、嘔吐、腹部膨満感、不安、恐怖、不穏など
●喀血：咳嗽、喀痰、呼吸困難、胸内苦悶、胸痛、喉頭不快感、発熱、喘鳴、チアノーゼ、不安、恐怖など
●血尿：排尿痛、腎部疼痛、排尿困難、発熱、血圧低下、不安、恐怖など
❽嗜好品：アルコール、コーヒー、喫煙
❾水分出納
●出血量
●尿量
●体重
●輸液および輸血量
❿診察と検査結果
●赤血球、ヘモグロビン、ヘマトクリットなどの血液一般検査
●凝固・線溶系検査
●消化管内視鏡検査
●便潜血反応
●X線検査
●CT、MRI
⓫治療内容と効果・副作用
●血小板数減少や破壊・消費亢進・機能抑制を起こす治療の有無・内容
⓬患者や家族の思い

根拠

を生じるリスクもある。循環血液量が減少すると副腎髄質からカテコールアミンの分泌が亢進し交感神経を刺激することで、脈拍数が増加し、同時に心拍出量を増加させることで代償しようとする。血圧もカテコールアミンの分泌亢進で血管を収縮させ、心拍出量を増加して対応しているが、一般的に循環血液量が20％以上喪失するとホメオスタシスが維持できなくなり、血圧が低下する。また、ショックが進行すると酸素不足や静脈のうっ滞などによりチアノーゼや四肢冷感、皮膚湿潤がみられる。循環血液量の減少に伴い、腎血流量が低下することで尿量も減少する。

❻❼吐血・下血・喀血・血尿により随伴症状の違いがみられるが、いずれも全身状態を観察することが必要である。また、出血に伴う患者や家族の精神状態にも注意する必要がある。
❽出血を誘発する刺激物の摂取に関する情報を収集し、その後の教育指導に生かす。
❾水分出納として出血量はもちろん、尿量および輸液・輸血量も把握する。
❿出血に伴う貧血を示す検査項目だけでなく、患者の出血傾向の有無を把握するための検査も重要である。また、出血部位の特定のためにも内視鏡検査や放射線検査の結果も把握する。
⓫血小板数の減少を引き起こす疾患や治療により、骨髄の造血機能が障害され、血小板の産生能が低下することで出血が助長される。大量の出血が長期間持続した場合、全身に細小血管の血栓が多発し、血栓形成への凝固因子と血小板の多量消費に伴う二次性線溶亢進により、播種性血管内凝固症候群（DIC）などの血液凝固障害を起こすリスクもある。

C-P ケア計画

❶異常時の医師への報告
❷救命処置
●血管確保・採血の管理
●輸液・輸血の管理
●必要時、酸素療法の管理
●必要時、膀胱留置カテーテルの挿入・管理
●薬物療法の管理（止血薬、鎮静薬、鎮咳薬など）
❸体位の工夫
●吐血時：原則として側臥位。仰臥位の場合には顔は横に向ける。

❶出血性ショックの徴候があれば、医師に報告し、すみやかに必要な処置が受けられるように準備する。
❷出血性ショックを生じた場合、すみやかに左記の処置の準備と介助を行い、経時的に全身状態の観察を行う。血圧上昇を起こし出血を助長しないよう、輸液量や輸液速度には注意する。鎮静薬により精神的安静を図る場合もある。また、緊急手術になる場合にはその準備を行う。
❸吐物を嚥下せず、気管への誤嚥や窒息を予防する。下血時は出血部位を刺激せず、かつ患者の安楽な体位とする。喀血の病巣部が肺上葉の場合、患側を下にすることで肋骨は圧迫され、

看護診断 ㊶ 出血リスク状態

看護計画	根拠

C-P ケア計画

- ●下血時：原則として臥位
- ●喀血時：病巣部が肺上葉の場合、患側を下にした側臥位、肺下葉にある場合、患側を上にした側臥位
- ❹心身の安静
- ●身体の安静および日常生活援助
- ●睡眠の援助
- ●精神的ケア
- ❺冷罨法
- ❻口腔内および肛門部の清潔
- ●冷水による含嗽など
- ●肛門部の清潔ケア
- ❼便通調整
- ❽環境整備

肺の上部の動きは制限される（代償反応で肺の下部の動きは増大する）。一方、肺下葉の場合、患側を上にすることで肺下部の動きは制限される（横隔膜運動が制限される）。

❹体動は消化管を刺激し蠕動運動を亢進させ、血管を拡張させて出血を助長するため、身体的・精神的な安静を図る。その安静に伴い、日常生活行動のセルフケア支援が必要な場合には援助を行う。また、不眠により十分な休息が得られない場合にはストレスとなり、再出血を起こす要因にもなるため、必要に応じ医師と相談し、睡眠薬の投与を行う。さらに、吐血や下血により患者自身はもちろんのこと、家族も精神的に衝撃を受けていることもあるため、十分な配慮を行い、必要な説明をていねいに行うことが重要である。

❺❻吐血の場合、胃部の冷罨法を行うことで胃部の血管収縮や蠕動運動の低下をもたらし、止血や鎮静効果がある。なお、下腹部の冷罨法は腸蠕動を亢進させるため、禁忌である。吐血により口腔内に血液の味や臭気を生じることで不快感が増してしまう。また、絶食により口渇や口臭を起こすだけでなく、細菌の繁殖を助長させる。口腔内の清潔を保つことで気道内感染を防ぐことも重要である。さらに、頻回の下痢や下血により、肛門部にびらんを生じやすくなる。そのびらん部や尿路感染予防のためにも肛門部の清潔を保つことは重要となる。

❼排便時の努責は、再吐血や再下血を生じる要因となるため、医師に相談し便通を調整する。また、努責は胸腔内圧を高め、再喀血の誘因となる。

❽吐血や下血によるベッド周囲の汚染があれば、清潔なものに取り換える。また、室内の汚れや臭気、騒音、光刺激は精神面にも影響する。

E-P 教育計画

- ❶O-Pに挙げた観察項目に関して、主観的症状について報告するよう説明する。
- ●発現時期・回数・量・性状
- ●前駆症状、随伴症状
- ❷以下の項目を必要に応じ、説明する。
- ●治療やケアの必要性・注意点
- ●安静の必要性と方法
- ●体位の工夫
- ●面会制限の必要性
- ●絶食の必要性
- ●排便時の努責を回避する必要性
- ❸家族に対し、心身の安静を図る必要性を説明する。

❶出血は生命危機につながりやすいため、早期発見とすみやかな処置が必要となる。そのために、患者自身の主観的症状の情報を提供してもらうよう説明する。

❷患者は、出血に伴い、活動制限を受け、さまざまな治療や処置を受けることになる。それに伴い、ストレスを感じる場合もあるが、そのストレス自体が出血を助長することになるため、患者自身の理解と協力を得ることが出血予防の管理上、重要となる。患者自身が出血を予防するためにも左記の内容を説明することが重要となる。

❸出血症状により家族も精神的な衝撃を受けている。心身の安静を保つことで出血の助長や全身状態の悪化を防ぐ必要性を理解してもらい、必要に応じ患者の心身の安静について協力を得る。

42 転倒転落リスク状態

古川秀敏

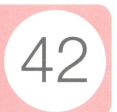

どんなときに挙げる診断？（診断の意味）

「転倒転落リスク状態」は、「**転倒や転落が起こりやすく、身体的危害や健康を損なうおそれのある状態**」と定義されています。

以下のような状態で挙げることが多いでしょう。

- 筋力の低下がある
- 歩行機能の低下がある
- バランス機能の低下がある
- 日常生活動作に障害がある
- 視力の低下や視野の狭窄など視覚に障害がある
- 頸動脈洞症候群、起立性低血圧、食事後性低血圧がある
- 認知機能の低下がある
- 睡眠薬など中枢神経に作用する薬剤の使用がある

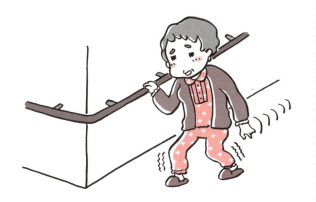

標準看護計画

期待される結果（看護目標） ●転倒転落を起こすことなく、患者の身体状況に合った活動性を維持した生活を営むことができる。

看護計画	根拠
O-P 観察計画 ❶バイタルサイン ❷投与されている薬剤の影響 ❸意識レベル ❹生活環境の様子 ❺下肢筋力 ❻歩行能力、歩行時の姿勢 ❼バランス能力 ❽日常生活動作の変化 ❾認知機能の変化	❶❷❸バランス能力や歩行機能に影響するため、重要な観察項目となる。神経系に作用する薬剤は意識レベルの低下、危険認識能力にもかかわり、降圧薬などは起立性低血圧などの原因となる場合がある。 ❹生活環境は、さまざまな転倒の危険因子となり得る。 ❺❻❼これらの能力の低下は転倒の危険因子となり得る。 ❽日常生活動作（ADL）の変化もまた転倒の危険因子となり得る。特に排泄は羞恥心を伴うため、看護師に知らせることなく1人でトイレに向かうなどの行動をとることが多く、転倒の危険性を高める。 ❾認知機能の低下そのものが転倒の危険因子である。また、認知機能の低下に伴い、看護師からの指示に従ってもらうことが困難となる場合がある。

看護計画	根拠
C-P ケア計画 ❶環境整備（**図1**） ❷行動の見守り ❸下肢筋力強化のトレーニング ❹内服薬の相談 ❺起立性低血圧症状の予防 ❻患者の足に適した靴の選択（**図1**） ❼衣類の調整 ❽離床センサーの設置 ❾ヒッププロテクターなどの装着 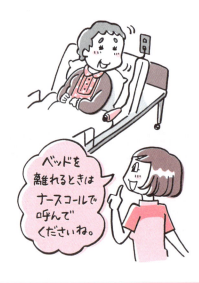	❶安全に移動できるよう、歩行などの支障となる物品を除去することは重要である。また、介助バーなど活動のレベルに応じた補助具を設置する。さらに高齢者では暗順応の低下、白内障、視野の狭窄などもあるため、居室や廊下の照明にも配慮する。ベッドの高さは端座位になったときに足底が地面につく高さにする。 ❷認知症をもつ高齢者では、指示に従うことができず、自身で歩行してしまう場合があるため、見守りは重要な看護となる。 ❸下肢筋力の維持・向上は、転倒リスクを軽減させる。 ❹高齢者では多剤を服用していることが多く、特に睡眠薬などは翌朝まで効能が残り、しっかりと覚醒していない状況が生じる可能性がある。したがって、患者の状況を医師に伝え、不必要な薬剤を避けたり、短時間作用性の薬剤を処方してもらうよう相談する。 ❺急激な体位変換を避けたり、ベッドの頭部を挙上したりするなどし、起立性低血圧の症状ができるだけ起こりにくいよう援助する。 ❻踵を覆い、足底が硬すぎない靴を選択する。足底が硬すぎる靴は、足の可動性、支持性を発揮しにくくする。また、足のサイズよりも大きな靴は歩行時に脱げてしまうなど転倒の原因となるため、適切なサイズの靴を選択してもらう。 ❼ズボンの裾が長い場合は、裾を踏みつけたりして転倒の危険性が高まるため、踝くらいのズボン丈とする。 ❽患者の状況によっては、離床センサーを設置し、すぐに見守りができるようにする。 ❾転倒した際に骨折の予防が期待できる。
E-P 教育計画 ❶ベッドから離れる際はナースコールで知らせるよう指導する。 ❷歩行時には歩行補助具を使用するよう説明、指導する。 ❸臥床状態から身体を起こしたのち、ただちに立ち上がらないよう説明、指導する。	❶行動の見守りができるよう患者の協力を得ることも必要である。 ❷歩行補助具を適切に使用することにより、歩行時の安定性が期待できる。 ❸特に高齢者では、深部感覚の低下により、眩暈やふらつきが起こりやすい。起立性低血圧があると、さらにこれらが起こりやすくなるため、転倒の危険性を高める。

図1　歩行時の環境整備

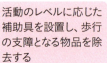

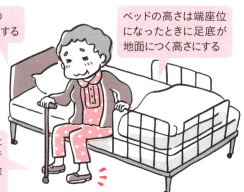

43 身体損傷リスク状態

下舞紀美代

どんなときに挙げる診断？(診断の意味)

「身体損傷リスク状態」の定義は、「個人の適応資源や防御資源と、周囲の環境条件との相互作用の結果、負傷しやすく、健康を損なうおそれのある状態」です。この定義の意味を考えてみましょう。

患者の適応や防御のための資源とは、その人の適応能力や身体がもつ防御機能であると考えます。人は通常、その人を取り巻く環境の変化に対して、適応能力や防御機能を活用して相互作用を行っています。しかし、何らかの要因によって、その適応能力や防御機能が低下し、環境との相互作用が困難になった場合、身体に危害や傷害が生じる危険性が高くなります。このような状態を、「身体損傷リスク状態」と解釈することができます。

以下のような状態で挙げることが多いでしょう。
- 血液系疾患
- 自己免疫疾患
- 感覚器系の障害

標準看護計画

期待される結果(看護目標) ●環境や身体の変化に適応する方法を自ら見いだし、身体の損傷を防止する。

看護計画	根拠
O-P 観察計画 ❶歩行状態 ❷聴力、視力 ❸認知、記憶、思考 ❹使用中の薬剤 ❺睡眠時間 ❻栄養状態 ❼居住環境（空気の汚染、衛生状態、採光など） ❽自己免疫機能の低下 ❾皮膚の破綻や脆弱性 ❿検査データ ●血液成分の異常：白血球数の増加、凝固因子の変化、赤血球数・血小板数の減少 ●電解質バランスの異常	❶歩行が不安定であると、転倒などによって身体の損傷をきたす危険性がある。 ❷❸患者自身が危険環境を知覚するのが困難であるかどうかが推察される。 ❹薬剤によっては筋力の虚脱や催眠作用のあるものがあり、重要な観察項目である。 ❺❻休息不足による疲労や、栄養不足による皮膚の保護作用の低下が、身体損傷をまねく場合がある。 ❼❽❾外からの病原菌の侵入と、それによる身体の損傷を防ぐために必要な観察項目である。

看護計画	根拠
C-P ケア計画 ❶環境（段差のある通路、足に合わない履物など）の調整 ❷移動の際の介助 ❸栄養の調整 ●栄養低下の場合：少量でも栄養価の高い食物を選択する。嗜好に合わせた食事メニューの改善など ●栄養過多：摂取カロリーの算出と食事メニュー、栄養素のバランスなど ❹身体機能訓練（筋力の維持・増進） ❺患者に合った補聴器、眼鏡を提供する。 ❻夜間は、足元を明るくする。 ❼爪の手入れをする（**図1**）。	❶❷転倒やつまずきによる損傷を防止するために必要である。予測されない段差は歩行を不安にする。また、足に合わない履物は、痛みを生じたり、途中で脱げたり、不要なところに力が入ったりして歩行を妨げる。小児や高齢者の場合など、年齢によっても必要な看護が異なってくる。 ❸栄養状態の低下や偏りは、免疫機能や血液成分に影響する。また、皮膚の破綻や脆弱性をまねき、病原菌の侵入を容易にする。 ❹身体機能の維持・増進が目的である。数日臥床していると筋力は低下し、歩行が不安定になるため、身体機能の訓練は毎日行う必要がある。 ❺歩行の障害となる物をより早く知覚することに役立つ。 ❻夜間は足元が見えにくく、わずかな段差でもつまずきやすいため、身体損傷の危険性が増す。安全な歩行のために必要である。 ❼瘙痒感のある患者や、小児などが掻破痕を残すことが考えられるので、爪は切っておいたほうが安全である。
E-P 教育計画 ❶履き慣れた、自分の足に合った靴（**表1**）の選択の必要性 ❷バランスのとれた栄養摂取の必要性（皮膚の破綻や脆弱性の改善、血液成分の安定、筋力の維持）	❶自分に合っている履物だと患者自身が思っていても、歩行が不安定で姿勢が崩れている場合があるため、観察しながら説明を進めるほうが効果的である。 ❷皮膚の損傷や筋力の低下、出血傾向などによる身体の損傷を防止する。

図1　爪の手入れ

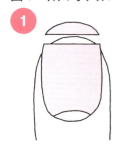

1　伸びた爪の先端が横にまっすぐになるようニッパーで切るかヤスリをかける。

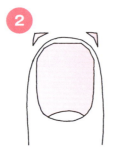

2　両角を丸める程度に切る。

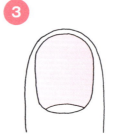

3　爪ヤスリをかけて滑らかにする。

爪切りを使用すると、その衝撃で断面が裂けたり割れたりする。それが伸びてくると、皮膚を傷つけるおそれがある

表1　よい靴の条件

1	つま先が靴にあたっていない
2	靴の中で5本の足趾が十分動かせる
3	足が甲の部分でしっかり保護・固定されて、前後のぶれが起こらない
4	土踏まずやかかとのカーブと靴のカーブが一致している
5	靴の中底のクッション性がよい
6	靴の縫い目の硬い部分があたらない

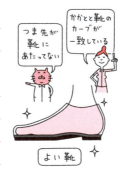

44 口腔粘膜障害

松下智美

どんなときに挙げる診断？(診断の意味)

「口腔粘膜障害」は、「**口唇、軟部組織、口腔前庭、中咽頭の損傷がある状態**」と定義されています。

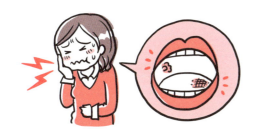

以下のような状態で挙げることが多いでしょう。
- 口唇や口腔粘膜が損傷している
- 口腔粘膜の色調の変化(紅斑、蒼白、白斑)や潰瘍、病変がある
- 口腔内の乾燥がある(誘因：絶飲食、酸素療法、口呼吸、放射線療法、化学療法、薬剤)
- 口腔の不衛生状態がある
- 粘膜統合性の変化がある
- 知覚の変化(疼痛、灼熱感、味覚の低下、嚥下困難、義歯挿入困難)がある

標準看護計画

期待される結果(看護目標)
- 口腔粘膜の損傷や過敏状態が消失する、あるいは炎症などが軽減して治癒の徴候がみられる。

看護計画	根拠
O-P 観察計画 ❶口腔内の粘膜・歯肉・歯牙・舌の状態 ●色調、湿潤、乾燥、腫脹、びらん、潰瘍、出血、滲出液、排膿、白斑、口内炎、丘疹、水疱、舌苔、歯肉退縮、口臭など ❷口腔内の不快感、疼痛の有無 ❸摂食困難、嚥下困難、味覚異常の有無 ❹口腔内への機械的因子の有無 ●義歯の不適合、矯正器具、歯牙の破損、気管内チューブ、経管栄養チューブ、口腔手術など ❺生活習慣、嗜好品 ●アルコール、喫煙、強酸性食品、薬物、吸入薬の常用、糖分の大量摂取など ❻歯磨きなどの口腔ケアの状況 ❼口腔セルフケアを妨げる要因の有無	❶❷❸口腔内の状態や自覚症状を把握し、介入に伴う変化を評価する指標となるため、正確に把握することが大切である。口腔内の乾燥や病変などによる苦痛や摂食困難は食事摂取量低下につながり、低栄養を起こせば免疫力低下によって易感染となることが考えられる。 ❹❺機械的因子や化学物質による刺激や外傷により、口腔粘膜が損傷しやすいことが考えられる。 ❻非効果的な口腔衛生によって細菌などが繁殖すれば、容易に感染や炎症を起こすことが考えられる。また、強くブラッシングすることで粘膜を傷つけることがあるため、どのように実践しているか確認する必要がある。 ❼セルフケアを妨げる要因をふまえたアプローチを検討する必要がある。 ❽低栄養・ビタミン不足・浮腫・脱水などがあると粘膜の統合

看護計画	根拠
O-P 観察計画 ●口腔衛生に関する知識不足、認知機能の変化、抑うつ ❽栄養・水分摂取状況および血液データ ●総タンパク、アルブミン、赤血球、ヘモグロビン、白血球、好中球、血小板、ナトリウム、カリウム、クロールなど ❾基礎疾患および治療内容 ●口腔内疾患（腫瘍、外傷、歯周病）、口唇・口蓋裂、糖尿病、感染症、アレルギー、免疫不全をきたす疾患、シェーグレン症候群など ●ステロイド薬、免疫抑制薬、酸素療法、化学療法、放射線療法など ❿呼吸状態（口呼吸、頻呼吸など） ⓫唾液分泌量の変化	性が保持できない。特に24時間以上の絶飲食状態では口腔内の自浄作用が低下し、統合性が破綻しやすい状況となる。また、低栄養がある場合、免疫力低下から易感染となることが考えられる。 ❾疾患、治療が易感染や粘膜統合性の破綻の原因となる場合があるため、疾患のコントロール状態や治療の作用・副作用を併せて把握する必要がある。また、口腔内の状態に合わせたケア方法の選択も必要である。 ❾❿⓫唾液分泌の減少や口呼吸、酸素投与中は口腔内が乾燥しやすく粘膜保護作用がはたらきにくくなる。
C-P ケア計画 ❶定期的な口腔ケア（ブラッシング、義歯洗浄、歯肉マッサージ、含嗽）を行う。 ❷口腔内の乾燥が強い場合は潤滑剤や粘膜保護剤を使用し保湿を図る。 ❸栄養バランスのよい食事と、十分な水分摂取を促す。絶飲食の場合は指示に沿って経管栄養・高カロリー輸液・点滴などを投与する。 ❹嚥下状態や口腔内の状態に合わせて、食事形態を変更する。 ❺機械的因子がある場合は、二次障害の予防・改善に努める。 ❻疼痛や不快感がある場合は、指示に沿って鎮痛薬・局所麻酔を使用し、苦痛緩和に努める。 ❼抗菌薬、抗真菌薬、抗ウイルス薬などの処方がある場合は確実に投与する。	❶❷口腔内の清潔保持、乾燥予防を行うことで統合性を最大限に保ち、感染を予防する。 ❸❹低栄養・浮腫・脱水予防のため、栄養状態や水分摂取量の維持・改善に努める必要がある。また、栄養のバランスをとることで粘膜統合性を保つために欠かせないビタミン・ミネラルをとることも重要である。 ❺機械的因子は口腔粘膜損傷の直接的な要因となるため予防対策が重要である。 ❻疼痛や不快感は食事摂取量を低下させたり、口腔ケアへの妨げとなるため、さらに口腔粘膜の損傷を進行させてしまう。 ❼炎症や感染の重症化予防のために必要である。
E-P 教育計画 ❶口腔ケアや含嗽の目的や必要性を説明し、効果的な方法・タイミングを提案する。 ❷歯ブラシはやわらかいものを使用し、やさしくブラッシングするように説明する（**図1**）。 ❸栄養バランスのよい食事と、十分な水分を補給するよう指導する。 ❹刺激物（香辛料、熱い料理、硬い食物、柑橘類、嗜好品）の摂取は避けるように説明する。 ❺食事形態変更の要望があれば遠慮なく伝えるよう説明する。 ❻疼痛・出血・発熱・嚥下困難・新たな症状の出現などがあればすぐに報告するよう説明する。	❶❷口腔ケアの目的や具体的な方法を理解することにより、効果的なセルフケア行動を促進する。 ❸❹❺栄養・水分補給の重要性および粘膜損傷や疼痛を増強しやすい食品・嗜好品を理解してもらうことにより、効果的なセルフケア行動を促進する。 ❺❻自覚症状や要望に対しすみやかに対応することで、苦痛やストレスを最小限に抑えることができる。

図1　歯ブラシの持ち方

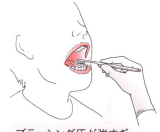

ブラッシング圧が強すぎないよう、ペングリップで歯ブラシを持つ

45 褥瘡リスク状態

穴井めぐみ

 どんなときに挙げる診断？ (診断の意味)

「褥瘡リスク状態」は、「圧迫または圧力とずれ力（剪断力）が相まった結果、骨突出部上の皮膚や下層組織に限局性の損傷が起きやすく、健康を損なうおそれのある状態」と定義されています。

表1のブレーデンスケールの状態評価項目である「知覚の認知」「湿潤」「活動性」「可動性」「栄養状態」「摩擦とずれ」の状態、循環障害、低酸素、高齢者・乳幼児、脱水・皮膚乾燥、認知機能の低下、喫煙、極端な体重、褥瘡・外傷・脳血管障害の既往、褥瘡に対する知識などの状態で挙げることが多いでしょう。

表1　ブレーデンスケール（簡易版）

	1	2	3	4
知覚の認知	まったく知覚なし	重度の障害あり	軽度の障害あり	障害なし
湿潤	常に湿っている	たいてい湿っている	ときどき湿っている	めったに湿っていない
活動性	臥床	座位可能	ときどき歩行可能	歩行可能
可動性	まったく体動なし	非常に限られている	やや限られている	自由に体動する
栄養状態	不良	やや不良	良好	非常に良好
摩擦とずれ	問題あり	潜在的に問題あり	問題なし	

©Braden and Bergstrom. 1988. 訳：真田弘美（東京大学大学院医学系研究科）／大岡みち子（North West Community Hospital. IL. U.S.A.）

- ブレーデンスケールは、褥瘡発生の予測のためのスケール（米国のブレーデン博士とバーグストロム博士が開発し、日本語に翻訳・導入された）であり、褥瘡発生要因から抽出した6項目を評価する。リスクなしは20点、発生危険点は病院14点以下、施設17点以下である。
- 採点時期：入院（入室）して24～48時間以内に初回の採点を行う。在宅の場合は、1日のほとんどをベッドで過ごすよう（寝たきりの状態）になったときから採点を開始する。
- ブレーデンスケールQ：小児期のリスク評価スケールである。知覚の認知、湿潤、活動性、可動性、栄養状態、摩擦とずれ、組織還流と酸素化（血圧、酸素飽和度、ヘモグロビン値）で評価する。最低7点から最高28点で、点数が低いほど褥瘡発生の危険が高い。mild risk 25点、moderate risk 21点、high risk 16点とされている。

図1　褥瘡発生の要因

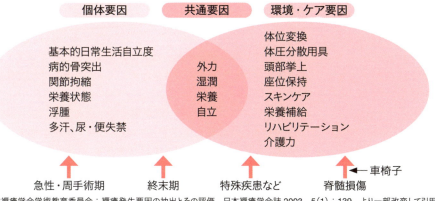

日本褥瘡学会学術教育委員会：褥瘡発生要因の抽出とその評価．日本褥瘡学会誌 2003, 5(1)：139．より一部改変して引用

標準看護計画

期待される結果（看護目標）
- ブレーデンスケールが17点以下となる。
- 栄養状態が改善する（アルブミン値が3.5g/dL以上になる）。
- 食事量が2/3以上となる。
- 昼間はトイレで排尿できる。
- 活動性が増す（座位がとれるようになる）。
- 皮膚の清潔が保てる。

看護計画	根拠
O-P 観察計画 年齢、BMI、骨突出部の有無、基礎疾患、意識レベル、四肢ADL（可動性・感覚・麻痺）、認知状況、栄養状態、循環障害（血圧、酸素飽和度、ヘモグロビン値）、皮膚の状態（湿潤、発赤、浮腫、乾燥、冷感、変色、出血など）、尿便失禁、頻回の下痢、発汗、清潔保持状況、好む体位、座位中心ライフスタイル、ブレーデンスケール得点、褥瘡に関する知識、喫煙の有無　など	● 褥瘡リスクとなる疾患、状況をアセスメントし、予測を立て、早期対策に努める。
C-P ケア計画 入院時から褥瘡発生リスクを検討し、リスク原因に合った予防を実施する。 ❶スキンケアを行う。 ● 保護：骨突出部へのポリウレタンフィルムドレッシング剤の貼付（特に高齢者、栄養状態悪化時。ただし、保険適用なし） ● 湿潤：皮膚洗浄と洗浄後に皮膚保護剤（クリーム、スプレー）を使用する。洗浄時は皮膚をこすらないように愛護的に洗い、石けん成分が入った製品を使う場合はしっかりと泡立てたあとに皮膚に置き、10〜15秒ほど待ってから洗い流す。 ❷徐圧：体位変換・体圧分散を行う。 〈臥位時〉 ● 体位（ポジショニング）：30度側臥位（ただし、殿筋が乏しく骨突出著明時は30度側臥位は推奨されず、患者の体型や好みに応じた側臥位とする）、仰臥位でベッド頭側を挙上する場合は身体が下方にずれることや仙骨部の圧迫を避けるためには頭側挙上は30度以下に制限し、同時に頭側を挙上する前に大腿を30度挙上する。 ● 時間：2時間を超えない頻度で行う。エアーマットや体圧分散マットレス使用の場合は4時間を超えない頻度で行うが、骨突出や関節拘縮の状態で体圧は異なるので患者に合った統一した方法で行う。マットレスの特徴を知ったうえ	❶保護 栄養状態の悪化や寝たきりの筋力低下によるやせ（るい痩）、加齢による皮膚の弾性線維の減少から皮膚の非薄化がみられ、少しの物理的刺激でも皮膚の損傷が起こる。摩擦・ずれは体位変換時、車椅子移乗時、おむつ交換時など介護者によって引き起こされるだけでなく、患者自身がベッド柵などにぶつかったり、振戦でも起こるため骨突出部を保護する必要がある。 ❶湿潤 ● 循環動態、糖尿病、脈管系など皮膚統合性に影響を与える状態や疾患がある場合は、脆弱な皮膚であるという意識をもってスキンケアを行い、皮膚観察に努める。 ● 尿素がアンモニアに変化して皮膚のpHを上昇させる。便は消化酵素・細菌などの化学的刺激が皮膚のバリア機能を傷害する。 ● 石けんの泡により毛根に入り込んだ汚れが浮き上がり、洗い流すだけで汚れが落ちやすい。 ❷臥位時 ● 褥瘡予防や悪化防止のために、体位を変えることで骨突出部の皮膚・組織に加わる外力を少なくし、外力の加わる時間を短縮する。 ● 仰臥位に比べて、30度・90度臥位では大転子部付近に高い圧が加わるので観察を強化する。30度は肩や殿部の接触面積を大きくして骨突出部の圧迫を軽減できる。 ● 体圧分散具は圧を再分配するために沈み込みや包み込みによ

看護計画	根拠

C-P ケア計画

で状況に応じたものを選択する。
●褥瘡好発部位や得手体位部の皮膚観察に努める。

〈座位時（車椅子）〉
●体位（ポジショニング）：自分で姿勢変換ができない場合は連続座位時間を制限し、定期的に姿勢変換をする（接触圧が高いと短時間で、また接触圧が低くても長時間同一部位に負荷がかかると褥瘡が発生するため、皮膚の状態をみながら連続座位時間を決める。自分でできる場合は15分ごとでもよい）。手動ティルト機構つき車椅子を使用して座位から臥位に変えて殿部の負荷をなくす。
●厚めのクッションを使用する。
●車椅子時はフットレストを内側に入れて、90度ルールを守る。
❸摩擦・ずれの予防：体位変換、ギャッジアップごとに、確実に背抜きを行う。頭部挙上だけで殿部・背部にずれが生じる。完全に身体をベッドから離し、背部から殿部の違和感を軽減する。ベッドに張りついている身体面に介助者の手を挿入して張りつきを剥がし、背中のよれやずれを改善する。介護用マルチグローブを用いると有効である。
❹栄養状態・脱水の改善
●患者の好み、摂食・嚥下状態に応じた食形態の工夫、栄養補助食品を利用する。
●定期的に水分摂取を促し、脱水を予防する。
❺運動療法、リラクセーション
●身体抑制は可能な限り避ける。

り、突出部の圧力低減を図る（身体の接触面を増やす）。接触面を変えることによって接触圧を低減する。
❷座位時（車椅子）
●薄いクッションは底つきを起こし、円座は部分的に重さを受けて、その部分は強く圧迫を受ける。低反発クッションは、すっぽり殿部が沈み込み固められたような状態となり、体重移動が行いにくくなるので避ける。
●90度ルールによって骨盤が後傾位から中間位になり、尾骨部への負荷が軽減できる。
❸摩擦とは、皮膚が寝衣・寝具に擦れることをいう。ずれとは、筋肉が骨と外力によって引き伸ばされることをいう。
❹栄養状態・脱水の改善は、褥瘡の予防や悪化防止につながる。
❺関節運動は拘縮予防につながる。また、リラクセーションによって筋肉の緊張を緩和し、血流を促す。

図1　褥瘡好発部位

仰臥位

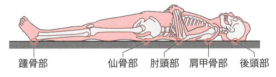

踵骨部　　仙骨部　　肘頭部　　肩甲骨部　　後頭部

側臥位

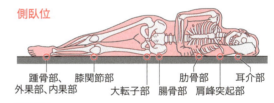

踵骨部、　　膝関節部　　　肋骨部　　　耳介部
外果部、内果部　　大転子部　腸骨部　肩峰突起部

腹臥位

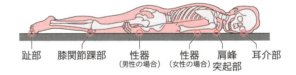

趾部　　膝関節踝部　　性器　　　性器　　　肩峰　　耳介部
　　　　　　　　　（男性の場合）（女性の場合）突起部

E-P 教育計画

❶介護者へ褥瘡予防に対する知識・技術について説明する。
●O-P、C-Pを参照にした指導内容にする。
●社会資源やさまざまな褥瘡予防グッズを紹介する。
●レディネスに沿った指導をする。
●自己効力感が得られるように指導する。

❶褥瘡ケアで最も大切なことは予防ケアであり、褥瘡予防の知識・技術を駆使し、褥瘡の発生予防に努める。

46 皮膚統合性障害

下舞紀美代

どんなときに挙げる診断？(診断の意味)

「皮膚統合性障害」の定義は、「**表皮と真皮の両方またはどちらか一方が変化した状態**」です。この定義の意味を考えてみましょう。

皮膚は、体外環境と体内環境の境目です。皮膚の構造は、表皮、真皮、皮下組織の3層構造になっています。皮膚の機能は、①外界の有害物質に対する物理的な保護、②体温調整、③分泌、④脂肪の合成と貯蔵、④ビタミンD_3の合成、⑤感覚情報の受容（触覚・圧覚・痛覚・振動覚・温度覚を感じること）、⑥皮膚の病原体やがんに対する免疫応答などがあります。また、付属器として汗腺や脂腺があります。

表皮や真皮に変調をきたすと、前に挙げた6つの機能が障害されたり、汗腺によって除去される老廃物が蓄積したり、脂腺によって潤っている表皮が乾燥したりすることになります。また、真皮には毛細血管がありますので、血流が障害されると周囲の組織も障害されます。このような状態を「皮膚統合性障害」と解釈することができます。

以下のような状態で挙げることが多いでしょう。

- 高齢
- 低栄養
- るい痩（やせ）
- 循環障害
- 体動不能
- 褥瘡

標準看護計画

期待される結果（看護目標）　皮膚統合性障害の程度で成果は異なる。2つほど、成果の例を挙げておく。下線の部分は空欄にしておき、立案時に程度をみて設定する。
- 仙骨部周囲の3×3cmの発赤が1週間後には消失する。
- 肩甲骨部周囲の3×3cmの表皮剥離が1週間後には1×1cmになる。

看護計画	根拠
O-P 観察計画 ❶皮膚の状態 ●乾燥、湿潤、傷、熱感、発赤など ❷感覚 ●触覚・圧覚・痛覚・振動覚・温度覚など ❸圧迫（骨の突出による臥床時の圧迫や、窮屈な寝衣やゴムによる圧迫など） ❹体動制限 ❺臥床時間 ❻栄養状態 ❼意思の疎通 ❽自己免疫機能の低下 ❾血液検査データ	❶表皮や真皮の変調を知るための情報となる。皮膚の乾燥は、皮膚表面に小さな亀裂をつくりやすく、湿潤は皮膚表面が剥がれやすくなる。局所の熱感や発赤は、炎症や感染をみるために必要である。 ❷感覚に異常がある場合、外傷の危険に皮膚がさらされている。局所に持続的な圧迫があったり、高温のお湯や物が触れていても、気づくことができない。 ❸圧迫によって血流が途絶えたり、局所の圧迫によって皮膚組織を傷つけることがある。 ❹何らかの疾患で体動が自由にできない場合があると、同一体位が続き、同じ場所に圧迫が持続的に加わる。その場合、他動的に看護者が体位を調整する。

看護計画	根拠

O-P 観察計画

● 血液成分の異常：白血球数（WBC）の増加、凝固因子の変化、赤血球数（RBC）・血小板数（Plt）の減少、総タンパク（TP）、アルブミン（Alb）など

❺同一部位の長時間の圧迫を防ぐ目的もあるが、人は運動することで、多くの酸素を体内に吸収する。酸素は体内を循環し、皮膚組織も活性化させる。長い臥床は酸素の循環を緩慢にする。
❻るい痩（やせ）による骨の突出、タンパク質やアルブミンの不足による皮膚の脆弱性や血液成分に影響する。
❼言語障害や外界の刺激を正しく認知できない場合、苦痛を看護者に知らせることができない。
❽通常であればあまり身体に影響しない病原菌であっても、免疫機能が低下していると感染を起こし、皮膚組織に変調をきたすことがある。
❾皮膚の再生や活性化、強化などに必要な血液成分が満たされているかをアセスメントする。凝固因子が異常値の場合、ささいな外的刺激でも皮下出血を起こす。

C-P ケア計画

❶体位変換
❷移乗の際の介助
❸除圧機器の使用
❹体圧測定
❺離床を進める。
❻栄養の調整
❼患者の寝衣、シーツのしわを伸ばす。
❽殿部や陰部の清潔
● 陰部洗浄を毎日行う。
❾爪の手入れをする。

● O-P の根拠で述べたように、皮膚に影響する要因を看護介入では除去していかなければならない。
● C-P・E-P は、O-P の観察・測定によって多少方法が異なってくるが、原則は表皮・真皮の変調をきたさないように看護することである。ここに挙げている C-P❻は、皮膚を栄養している血管を守り、血流を維持し、栄養摂取により筋や組織を強化することを念頭においたものである。栄養低下の場合は少量でも栄養価の高い、高タンパクな食物を選択する。嗜好に合わせた食事メニューの改善などを行う。

E-P 教育計画

❶長時間同一体位にしない。
❷バランスのとれた栄養摂取の必要性（皮膚の破綻や脆弱性の改善、血液成分の安定）

❶臥床時間が多い患者には、自ら体位交換の必要性を理解し、実施することで創治癒の悪化を防ぐことができる。
❷皮膚を形成しているのはタンパク質である。また、皮膚の表面は汗腺から分泌される汗、脂腺から分泌される脂により、潤いを保っている。低タンパクや低脂肪、脱水になると皮膚の適度な湿潤が維持できなくなる。貧血は組織への酸素運搬を減少させ、細胞への酸素供給量が減少し、皮膚の再生を阻害する可能性がある。また、皮下脂肪は外界からの衝撃を緩衝し、皮膚に弾力性をもたらす。そのため外界からの刺激による皮膚損傷を予防することに役立つ。

Column

褥瘡はどう考える？

褥瘡とは、皮膚に一定以上の圧力が加わり、その部分の血管が閉塞して血流が途絶え、血液によって運ばれる酸素や栄養も皮膚組織に行かなくなり壊死を起こすことです。このような状態は、表皮や真皮の変調といえるので褥瘡は「皮膚統合性障害」という看護診断で挙げることができます。また、『NANDA-I 看護診断定義と分類 2015-2017』より、「褥瘡リスク状態」という看護診断が新たに採択されました。

47 術後回復遅延

福田和明

どんなときに挙げる診断？（診断の意味）

「術後回復遅延」は、「**手術後に、生命、健康、安寧を維持する活動を、再開するまでに必要な日数が延長している状態**」と定義されています。つまり、手術を受けた患者の手術後の回復が遅れている状態を示しています。その回復を遅延させる要因としては、やはり手術後合併症の発症が考えられます。そのほか、関連因子にも挙げられていますが、糖尿病や栄養不良、肥満などの手術前の身体状態も手術後の回復を遅延させるリスクとなります。

手術や麻酔での侵襲による影響から順調に回復するよう支援することが、手術後の看護の目標です。

この診断を検討する際には、患者の侵襲に対する生体反応を的確に観察してアセスメントし、手術後合併症について検討し、以下のような状態にある場合にこの診断を挙げることができるでしょう。

- 創感染や縫合不全などによって創傷治癒過程が遅延した状態
- イレウスや肺塞栓などの手術後合併症を生じた状態
- 手術後の可動性障害が生じた状態
- 離床が遅延し手術侵襲からの回復過程を順調にたどっていない状態

標準看護計画

期待される結果（看護目標）
- 手術創の癒合が良好で手術後7日程度で抜糸できる。
- 縫合不全の発症を示す徴候がみられない。
- 縫合不全を発症した際にはその症状の悪化がみられない。

看護計画	根拠
O-P 観察計画 ❶バイタルサイン：血圧、脈拍、呼吸数、体温 ❷創部の状態：発赤・腫脹・熱感・疼痛の有無 ❸ドレーンからの排液量・色・性状：膿性・異臭の有無 ❹ドレーン挿入部の状態：発赤・腫脹・熱感・疼痛の有無 ❺ドレーン挿入位置と固定の状態：ドレーン固定のずれ、ドレーンの屈曲・ねじれ・圧迫の有無 ❻腹部の状態：腹痛、腹部膨満・緊満、腹部膨満感、悪心・嘔吐の有無 ❼腹部X線写真	❶縫合部や吻合部の感染により、縫合不全、吻合部不全を生じている場合、発熱などの症状が出現する。手術侵襲による生体反応としての発熱がいったん下降したものが、再度、上昇した場合、感染や縫合不全を疑う必要がある。 ❷体表面の創部の状態を経時的に観察する（P.146図1）。創傷治癒過程を順調にたどっているかを観察する。縫合糸による創傷面の接着は通常、創部は手術後24時間以内に再生上皮による上皮化が始まり、48時間以内に完成する。その後、線維芽細胞の増生やコラーゲンの産生により、肉芽組織が形成される。また、新生毛細血管による血管網が形成され、手術後7日目ごろには創部は癒合し、抜糸ができる。 ❸❹❺ドレーンからの排液の観察は腹腔内などの体内にある吻

看護計画	根拠

O-P 観察計画

❽食事摂取状況（種類、量、時間）、食事摂取後の腹部症状、食事摂取後のドレーン排液の性状
❾呼吸・循環状態：呼吸音、呼吸の型、酸素飽和度、四肢冷感・チアノーゼの有無
❿既往歴などの有無：糖尿病、肥満、貧血、肝硬変、低栄養状態、ステロイド薬使用など
⓫電解質や血液検査結果：白血球数（WBC）、CRP、赤血球数（RBC）、ヘモグロビン（Hb）、総タンパク（TP）、血清アルブミン（Alb）など
⓬合併症などの医師からの説明に対する受け止め
⓭患者の精神状態

根拠

合部の縫合不全を早期発見するうえで重要である。消化液と思われる白濁・黄濁・濃緑色といった排液がみられた場合、縫合不全が疑われる。また、ドレーンからの排液の性状やにおいの変化（膿汁、悪臭）にも注意する。さらに、ドレーン管理として、屈曲やねじれなどによって閉塞せずに効果的なドレナージを行うことが重要となる。

❻❼❽消化器手術で飲食の開始後に縫合不全を生じた場合、消化管内容物が腹腔内に広がることで腹膜炎を起こすリスクがある。急激な腹痛が起こり冷汗、血圧低下からショック症状となる可能性もある。その場合は緊急手術となる。

❾縫合（吻合）部の治癒には、組織産生のための材料の確保と再生するためのエネルギーと酸素が必要となる。術後呼吸器合併症を含む酸素取り込み能の低下や心臓のポンプ機能の低下があれば、その酸素供給は低下することになる。

❿縫合不全の原因としては低タンパク、吻合部への酸素供給の低下、組織の脆弱化である。低タンパクや酸素供給能力低下については血糖コントロール不良の糖尿病、低栄養、肝硬変、肥満、貧血の患者に生じるリスクがある。糖尿病はインスリン不足となりタンパク分解が亢進し、肥満はエネルギーの細胞への取り込みが障害され（インスリン抵抗性）、それに伴いタンパク分解が亢進する。また、肝硬変は肝機能障害によるタンパク合成能の低下でアルブミンが低下する。一方、酸素供給能力が低下する貧血患者も創傷治癒遅延のリスクがある。組織の脆弱化については、ステロイド薬投与中の患者にリスクがある。ステロイド薬がリンパ球や抗体産生を抑制し、炎症細胞の局所への浸潤を抑制するため、易感染性・感染の非顕性化をもたらすだけでなく、線維芽細胞活性（コラーゲン産生）を抑制し、これによって結合組織が減少することで創傷治癒遅延を生じるリスクがある。

⓫創傷治癒遅延を生じさせている要因を明らかにするためにも検査結果は重要な指標となる。

⓬⓭手術侵襲からの回復過程が阻害されることで、患者や家族は精神的にショックを受けることがある。精神状態の安定を図ることはストレスによる侵襲を防ぐことで手術後合併症からの回復につながる。医師の説明に対する患者や家族の受け止めや理解度を確認し、精神状態にも注意する。

C-P ケア計画

❶ドレナージおよび創傷管理
●ドレーン挿入部周囲およびドレーンバッグの感染予防をふまえた操作
●創部の清潔保持
●体動による抜去防止のためにドレーンをしっかりと固定する。
❷医師の指示による抗菌薬の投与

根拠

❶ドレーンの挿入部位の確認を行う。ガーゼ交換の厳重な無菌操作やドレーンからの逆行性感染を防ぐための操作は吻合部の感染予防にとって重要となる。

❷感染が原因で縫合不全を生じている場合には医師の指示により、抗菌薬の投与を行う。

❸治療上、絶飲食あるいは絶食を行う。必要に応じ、栄養補給や輸液を行う。

看護診断 47
術後回復遅延

看護計画	根拠
C-P ケア計画 ❸栄養、高カロリー輸液 ❹必要に応じ、再手術 ❺創部・心身の安静 ●体位の工夫 ●腹帯や弾力包帯の使用 ●疼痛や発熱などがある場合には苦痛の緩和	❹腹膜炎など重篤な状態に陥った場合、再手術を行うことがある。その際は再手術の準備を行う。 ❺創部の浮腫や緊張、圧迫を避ける体位をとる。また、腹部正中創の離開には腹帯や弾力包帯などを使用し、再離開を防ぐ。さらに、縫合不全による腹膜炎で腹痛や発熱がみられる場合や体表面の創部であっても炎症所見により、苦痛症状がある場合もある。その場合には、医師に相談し、必要に応じ鎮痛薬を使用する場合もある。
E-P 教育計画 ❶縫合不全を示す徴候がみられたときは看護師に報告するよう説明する。 ❷離床を促す。 ❸ドレーンの挿入位置のずれや抜去を防止するために、体動時はドレーンを引っ張らずに動くよう説明する。	❶縫合不全による腹膜炎で腹痛や発熱がみられる場合、早期に対応しなければ、生命にかかわることもある。症状出現時はがまんすることなく看護師に報告するようにていねいに説明する必要がある。 ❷縫合不全の大きな原因の1つとして、創傷部の血流不足がある。離床により体を動かすことで血流がよくなり、創傷治癒も促進されるため、積極的に離床を進めていくことが重要である。ただし、離床が進まない場合には、患者の離床を阻害する要因を明確にし、その要因を除去するようはたらきかけることが求められる。 ❸有効なドレナージを行うためにも適切なドレーン管理が求められる。体動時には十分注意して動くように説明し、ドレーンの挿入位置のずれや抜去を予防することが重要である。

図1　創傷治癒の形式

一次治癒（一期癒合）
感染のない創を縫合し、治癒に向かわせる。

二次治癒（二期癒合）
感染を起こす可能性がある場合は、縫合せずに開放創とする。肉芽組織が増殖し、瘢痕治癒する。

三次治癒（三期癒合）（遅延一次縫合）
感染の可能性がある創を開放創とし、創が清浄化した後に縫合する。

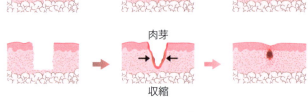
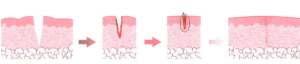

三浦美奈子：創傷管理と看護ケア．井上智子編，パーフェクト臨床実習ガイド 成人看護Ⅰ 急性期・周手術期 第2版，照林社，東京，2016：196．より引用

48 悪心

姫野深雪

どんなときに挙げる診断？（診断の意味）

「悪心」とは、「のどの奥や胃に不快感を覚える主観的現象で、嘔吐を引き起こすこともあれば、そうでないこともある状態」と定義されています。この定義から、悪心が何の原因によるものかを検討して、看護で解決できる看護問題として取り扱う必要があります。

「悪心」の原因が、症状の1つとして取り扱うと「非効果的脳組織循環リスク状態」や「頭蓋内許容量減少」という定義に一致します。「悪心」の看護診断を考えるには、食事摂取が可能な状態であることがキーワードといえます。

以下のような状態で挙げることが多いでしょう。
- 食欲不振がなく、悪心がある
- 消化吸収障害がなく、悪心がある
- 頭蓋内圧亢進症状が治療でコントロールできているにもかかわらず、悪心がある
- 抗がん薬などの薬剤による嘔吐の有害事象があり、制吐作用のある薬剤で嘔吐をコントロールできているが、悪心が続く

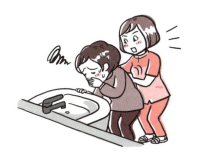

標準看護計画

期待される結果（看護目標）

悪心は、疾患の症状や治療の有害事象としてみられることが多いため、対処的な看護の方向性から考える。
- 悪心がなく、飲水・飲食について不快感を感じない。
- 悪心が軽減し、日中の活動性が拡大する。
- 悪心がみられるとき、患者自ら必要と思われる対処行動をとることができる。

看護計画	根拠
O-P 観察計画 ❶身長、体重、バイタルサイン ❷悪心の性状と程度（悪心がどのようなときに起こり、どれくらいの期間続き、治まるきっかけはあるか、悪心の前駆症状や悪心の強弱など） ❸摂食時間と食品を含む摂食状況 ❹患者の過ごしている環境、特に食事環境 ❺腹部状態（腸蠕動音の有無と性状、腹部膨満感、腹部腫瘤の有無と性状）	❶❻❼❾これらの観察により、悪心による全身状態を把握する。状態に応じて、体重減少や血液検査データの異常により、「栄養摂取消費バランス異常：必要量以下」などの看護診断名に修正する必要もある。 ❷悪心の原因と性状を把握し、その対処方法や緊急性の有無、その他の疾患との関連を明らかにし、効果的な看護介入の方法を検討する資料とする。 ❸❹悪心は主観的なものであり、感覚（視覚・嗅覚）によって引

看護計画	根拠

O-P 観察計画

❻飲水状況
❼嘔吐の有無
❽副作用に悪心がある薬剤の使用の有無
❾血液検査データ
● RBC、Hb、Ht、Na、Cl、Ca、血糖値

き起こされることも多い。そのため、食事のにおいや時間、食事内容により悪心を誘発するものを把握する必要がある。
❺悪心は、消化器疾患の症状としてみられることが多いため、悪心の原因を明らかにすることも必要である。
❽薬剤の影響を明らかにし、悪心の直接的原因などを把握する。

C-P ケア計画

❶臭気などがない清潔で安全・安楽な食事環境を整える。
❷食事のにおいで悪心が誘発される場合、香りの強いものや温かい食べ物を避ける。
❸食事摂取状況をふまえて、患者が負担なく食べられる1回量を提供し、患者に無理して食事は促さない。
❹口腔内の清潔を保つ。
❺薬物療法による悪心が考えられ制吐薬が処方されている場合、食事時間と薬剤の効果が最大限に効果を発揮できる時間を考えて与薬を行い、その効果をモニタリングする。
❻悪心から嘔吐に移行した場合や悪心が続くときは、安楽かつ安全な体位(左側臥位)をとる。
❼飲水・飲食時は座位とし、食後も20〜30分は座位かファーラー位で休む。
❽悪心で食事時間を遅らす場合も1日の生活リズムをふまえて、飲水や飲食を促す。
❾胃部の冷罨法を行う。
❿悪心があるときは、できるだけ深呼吸を促す。
⓫患者の思いや訴えを傾聴し、受け止め、日常生活援助に活用する。

❶❷❸❽悪心は、感覚により誘発されることもあるため、環境や食事を工夫し悪心の誘発を避ける。また、患者の精神的負担を避けるため、悪心が強いときは、無理に食事は促さないが、水分は少量ずつ摂取するように促し、脱水予防を行う。
❹口臭や口腔内の不快感から悪心を引き起こすこともあるため、口腔内の清潔が必要である。また、口腔内が悪心や嘔吐によって清潔を保持できない場合、感染のリスクを高める。
❺薬剤の副作用による悪心は、医師による薬剤の減量や使用の検討で解決するが、抗がん薬など薬剤による有害事象をコントロールしながらも治療を継続する場合、制吐薬を使用することも多い。よって、悪心の原因となる薬物の効果時間と制吐薬の血中濃度を考慮して、最も悪心が抑制される時間を予測してケアを行うことが、患者の負担を軽減させる。
❻悪心から嘔吐することも多く、その場合、吐物をすみやかに体外に排出させて有害物質の吸収を防ぐ。左側臥位は、有害物質の十二指腸への流入を遅らせるために有効である。
❼座位やファーラー位は、吐物の誤嚥予防と、胃の圧迫を避けることにより胃の内容を増やすことで悪心の誘発を避ける。
❾胃部の冷罨法は嘔吐の際によく使用されるが、胃部に寒冷刺激を与えることで、消化管の蠕動運動を抑制し、胃粘膜の末梢神経の刺激を緩和させるために、悪心の際にも有効である。
❿悪心があると声門が閉じ、胃内に空気が入りやすくなるため、空気による胃の刺激を軽減するためである。
⓫悪心は、精神的刺激により生じることもあるため、リラックスできる安楽な状況をつくり悪心の増強を予防する。

E-P 教育計画

❶悪心の起こる前兆、発言状態、自覚症状の有無などを患者とともに観察し、セルフモニタリングできるように指導する。
❷悪心があって飲食ができない状態であっても、少量ずつ水分を摂取することの大切さと方法を指導する。
❸環境を整え、口腔内の清潔の保持の必要性とその方法を説明する。

❶❸悪心は、感覚などにより誘発されることも多く、自己管理が可能な場合、患者に適した悪心を誘発しない方法を指導することが必要である。
❷思うように飲食ができなくても、脱水予防の重要性を理解することは、自己管理を促進させ、悪心による精神的不安を軽減させることにつながる。

49 急性疼痛

坂田扶実子

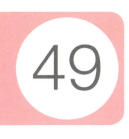

どんなときに挙げる診断？（診断の意味）

「急性疼痛」の定義は、「実在するあるいは潜在する組織損傷に伴う、もしくはそのような損傷によって説明される、不快な感覚的および情動的経験（国際疼痛学会）。発症は突発的または遅発的で、強さは軽度から重度までさまざまあり、回復が期待・予測できる」です。疼痛感覚は、疼痛刺激が疼痛閾値を超えると生じ、超える度合いが大きいほど、疼痛感覚も強くなるといえます。

以下のような状態で挙げることが多いでしょう。
- 外科的療法などによって組織の損傷が生じている場合
- 筋・骨格系に障害が生じている場合
- 脳・神経系に障害が生じている場合
- 循環器系に障害が生じている場合

標準看護計画

期待される結果（看護目標）
疼痛の程度で成果は異なる。身体的苦痛を取り除いてはじめて、心理・社会的側面に関心を向けることができる。
- 痛みが消失する。
- 痛みが緩和したことを言葉で表現できる。
- 十分な睡眠、休息を得ることができる。

看護計画	根拠
O-P 観察計画 ❶疼痛の部位・強さ・性質・持続時間、随伴症状（悪心・嘔吐、意識障害、発汗、瞳孔の散大など）の有無 ❷バイタルサイン ❸痛みに対する言動（スケールによる評価） ❹表情（しかめ面、疲れ果てた顔つきなど） ❺防御的行動 ❻食事摂取状況 ❼薬剤の使用状況とその効果 ❽睡眠状況 ❾病状および治療経過 ❿血液検査データ（炎症所見：WBC、CRPなど）	❶❸❹❺痛みは主観的なものであり、本人からの訴えや表情、行動を注意深く観察する必要がある。痛みの変化が病状の変化や悪化に影響している場合があるため、その変化にも注目する。また、主観的な痛みの変化を評価するためにも、評価スケール（**P.150図1・2**）などを使うことがある。 ❷痛みは交感神経を興奮させてアドレナリンを分泌させるため、血圧や心拍数、呼吸数の変化などにも影響することがある。 ❻❽痛みにより、食欲が減退したり睡眠が障害されたりする。休息を得ることができているのかを観察することも必要である。 ❼鎮痛薬などの薬剤の使用時間やその効果を把握することは、次回の薬剤の使用時間や薬剤の選択、服用量の決定にも必要な情報である。また、日常生活のリズムをつくるためにも効果的な薬剤の使用が必要である。 ❾❿痛みの急激な変化は病状の悪化や変化に影響していること

看護計画	根拠
O-P 観察計画	が多いため、異常を早期に発見するためにも検査データや治療経過を把握しておく必要がある。
C-P ケア計画 ❶薬剤の管理(鎮痛薬・鎮静薬)を行う。 ❷安楽な体位の工夫を行う。 ❸訴えを傾聴し、共感的な姿勢を示す。 ❹リラクセーションやタッチング、マッサージなどを行う。 ❺気分転換を促す。 ❻カテーテル・ドレーン類の位置を工夫する。	❶痛みによる不快感は、ストレスを与えるだけでなく治癒や回復を遅らせる原因にもなるため、医師の指示に沿った服薬管理を行う。また、医療従事者間での情報共有も重要である。 ❷臥床安静や、その他の症状に応じた体位を工夫する必要がある。 ❸❹❺痛みの閾値を上げる因子には症状の緩和、睡眠、休息、共感、理解、気分転換、気分の高まりなどがある。疼痛時には筋緊張が高まるため、緊張を低下させるためのリラクセーションやマッサージを行いながら、痛みに共感することが大切となる。 ❻術後使用されるドレーン類や経鼻胃管などは痛みを伴うことがある。可能な限り固定をしっかりと行い、ずれないようにすることで、粘膜や皮膚の炎症などの二次的な痛みを予防することが大切となる。
E-P 教育計画 ❶痛みがあるときにはがまんしないように説明する。 ❷疼痛緩和の方法について説明する。	❶痛みの変化には病状の悪化や変化が影響していることが多いため、疼痛の原因や誘因を判断するためには患者の主観的情報は重要である。 ❷疼痛緩和について説明することで、理解の不足による不安を軽減する。

図1 フェイススケール
●今の痛みを最もよく表す顔を患者に示してもらう。

図2 NRS(Numerical Rating Scale)
●痛みを0〜10の11段階に分け、痛みがまったくない状態を0、考えられるなかで最悪の痛みを10として、痛みを点数で表現してもらう。

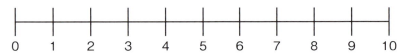

50 慢性疼痛

坂田扶実子

 ## どんなときに挙げる診断？（診断の意味）

「慢性疼痛」の定義は、「実在するあるいは潜在する組織損傷に伴う、もしくはそのような損傷によって説明される、不快な感覚的および情動的経験（国際疼痛学会）。発症は突発的または遅発的で、強さは軽度から重度までさまざまあり、持続的・反復的で、回復は期待・予測できず、3か月以上続く」です。

疼痛感覚は、疼痛刺激が疼痛閾値を超えると生じ、超える度合いが大きいほど、疼痛感覚も強くなるといえます。疼痛は急性疼痛と慢性疼痛に大別され、がんによる身体的な痛みも慢性疼痛に含まれます。

慢性的な痛みは日常生活への影響が強くみられ、そのコントロールが重要になってきます。日常生活動作の評価を行いながらの痛みのコントロールをめざしていく場合が多いでしょう。

以下のような状態で挙げることが多いでしょう。
- がんによる組織の障害が生じている場合
- 痛みの原因が身体に存在し、なおかつ精神的・心理的原因によって痛みが生じている場合
- 筋・骨格系に障害が生じている場合
- 脳・神経系に障害が生じている場合

 ## 標準看護計画

期待される結果（看護目標）
- 痛みが消失・緩和する。
- 痛みが緩和したことを言葉で表現できる。
- 十分な睡眠、休息を得ることができる。
- 日常生活動作が維持・拡大できる。

看護計画	根拠
O-P 観察計画 ❶疼痛の部位・強さ・性質・持続時間・出現時間 ❷随伴症状（悪心・嘔吐、便秘など）の有無 ❸表情（しかめ面、疲れ果てた顔つき、無表情など） ❹緩和因子（安静、保温、冷却、マッサージなど）、増強因子（夜間、体動、食事、排泄、不安など） ❺バイタルサイン（心拍数、呼吸数、血圧上昇や低下、体温） ❻日常生活動作の変化 ❼食事摂取状態 ❽睡眠状態	❶❷❸❹❺痛みは主観的なものであり、本人からの訴えや表情、行動を注意深く観察する必要がある。痛みの変化が病状の変化や悪化に影響している場合があるため、その変化にも注目する。また、主観的な痛みの強さの変化を評価するためにも、評価スケール（「急性疼痛」の項、**P.150図1・2**）などを使うことがある。ただし、図1のフェイススケールは、痛み以外の気分を反映する可能性があるため、使用時には十分アセスメントを行う必要がある。さらに、痛みは交感神経を興奮させてアドレナリンを分泌させるため、血圧の変化や心拍数の変化、呼吸数の変化などにも影響することがある。 ❻❼❽痛みによる日常生活動作の変化により、痛みの評価シート（**P.153図2**）などを用いて包括的評価を行う。痛みによる

看護計画	根拠
❾病状（転移の有無・部位、病気の進行度） ❿薬剤の使用状況とその効果 ⓫血液検査データ（炎症所見：WBC、CRPなど） ⓬不安や恐怖の有無、家族関係（社会的サポートの有無）	食欲の減退や睡眠が障害される場合もあるため、休息を得ることができているのかを観察することも必要である。 ❾がんによる組織に障害が生じている場合や脊髄神経にがんが浸潤している場合、頭蓋内圧亢進による疼痛などには鎮痛補助薬を使用することで痛みをコントロールする。 ❿鎮痛薬などの薬剤の使用時間やその効果を把握することは、次回の薬剤の使用時間や薬剤の選択、その量の決定にも必要な情報である。また、日常生活動作の維持・拡大のためにも効果的な薬剤の使用が必要である。がん性疼痛の場合にはWHOの3段階除痛ラダーを用いて効果的な鎮痛薬の使用による痛みのコントロールを行う（図1、表1）。 ⓫炎症や感染が原因となって痛みが生じている場合がある。 ⓬身体的な痛みのコントロールが長期に持続すると精神的に疲弊し、精神的・心理的原因を誘発し痛みが増強する場合がある。
C-P ケア計画 ❶服薬の管理（鎮痛薬、鎮静薬）を行う。 ❷安楽な体位を工夫する。 ❸訴えを傾聴し、共感的な姿勢を示す。 ❹リラクセーションやタッチング、マッサージなどを行う。 ❺気分転換を促す。	❶医師の指示に沿った服薬管理を行う。また、医療従事者間での情報共有も重要である。 ❷臥床安静やその他の症状に応じた体位を工夫する必要がある。痛みによる不快感はストレスを与えるだけでなく日常生活動作の低下をまねき、偶発症の原因にもなる。 ❸❹❺痛みの閾値を上げる因子には症状の緩和、睡眠、休息、共感、理解、気分転換、気分の高まりなどがある。疼痛時には筋緊張が高まるため、緊張を低下させるためのリラクセーションやマッサージを行いながら、痛みに共感することが大切となる。
E-P 教育計画 ❶痛みがあるときにはがまんしないように説明する。 ❷疼痛緩和の方法について説明する。麻薬製剤やその他薬剤について薬剤師から説明する。	❶痛みの変化には病状の悪化や変化に影響していることが多いため、疼痛の原因や誘因を判断するためには患者の主観的情報は重要である。 ❷患者自身が疼痛緩和について説明することで、理解の不足による不安を軽減する。患者本人が十分な判断ができない場合には家族や重要他者を含めた薬剤指導がコントロールのカギとなる。

図1　WHO 3段階除痛ラダー

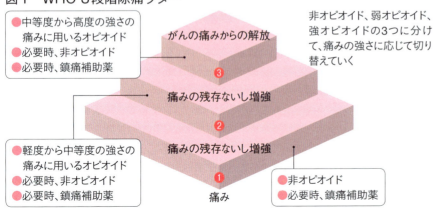

表1　WHOがまとめた鎮痛薬使用の5原則

1	by the mouth 経口投与を基本とする
2	by the ladder 効力の順に鎮痛薬を選ぶ
3	by the individual 患者ごとに適量を決める
4	by the clock 時間を決めて規則正しく投与する
5	attention to detail 細かい配慮を行う

図2 痛みの評価シートの例

痛みの評価シート

氏名 _____ ID _____
記入日　　年　月　日　　　　　記入者(　　　　　)

○日常生活への影響

0：症状なし	1：現在の治療に満足している	2：時に悪い日もあり日常生活に支障をきたす	3：しばしばひどい痛みがあり日常生活に著しく支障をきたす	4：ひどい痛みが常にある

○痛みのパターン

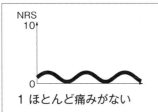
1 ほとんど痛みがない

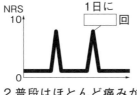
2 普段はほとんど痛みがないが、1日に何回か強い痛みがある
（1日に□回）

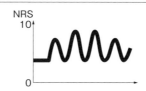
3 普段から強い痛みがあり、1日の間に強くなったり弱くなったりする

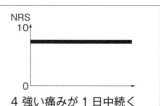
4 強い痛みが1日中続く

○痛みの強さ

まったくなかった ←―――――――――――――→ これ以上考えられないほどひどかった

痛み（一番強いとき）	0	1	2	3	4	5	6	7	8	9	10
痛み（一番弱いとき）	0	1	2	3	4	5	6	7	8	9	10
痛み（1日の平均）	0	1	2	3	4	5	6	7	8	9	10

○痛みの部位

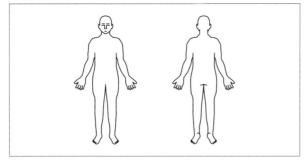

○痛みの性状

鈍い　　　　　　重苦しい
鋭い　　　　　　うずくような
灼けるような　　ビーンと走るような
刺されたような or 刺すような

○増悪因子
1. 夜間
2. 体動
3. 食事（前・後）
4. 排尿・排便
5. 不安・抑うつ
6. その他（　　　　）

○軽快因子
1. 安静
2. 保温
3. 冷却
4. マッサージ
5. その他（　　　　）

○治療の反応

●定期薬剤
　1　なし
　　あり――― 2. オピオイド　（　　　　　）
　　　　　　　 3. 非オピオイド（　　　　　）
　　　　　　　 4. 鎮痛補助薬　（　　　　　）
　○副作用
　・眠気　　　1. なし
　　　　　　　2. あり（不快ではない）
　　　　　　　3. あり（不快である）
　・見当識障害　1. なし　　2. あり
　・便秘　　　1. なし　　2. あり（硬・普通・柔）
　・嘔気　　　1. なし
　　　　　　　2. あり（経口摂取可能）
　　　　　　　3. あり（経口摂取不可能）

●レスキュー薬
　使用薬剤と量（　　　　　　　　　　　　　）
　○使用回数と効果　（　　　　）回/日
　　使用NRS（　　　　　）→使用後（　　　　）
　　1. 完全によくなった　　2. だいたいよくなった
　　3. 少しよくなった　　　4. 変わらない
　○副作用
　・眠気　　　1. なし
　　　　　　　2. あり（不快ではない）
　　　　　　　3. あり（不快である）
　・悪心　　　1. なし
　　　　　　　2. あり（経口摂取可能）
　　　　　　　3. あり（経口摂取不可能）

足立誠司, 安部睦美：痛みの包括的評価. 日本緩和医療学会 緩和医療ガイドライン委員会編, がん疼痛の薬物療法に関するガイドライン2014年版, 金原出版, 東京, 2014：36. より転載

引用・参考文献

1　非効果的健康管理（心筋梗塞、狭心症）
2　非効果的健康管理（高血圧症、脳血管障害）
30　自尊感情状況的低下
31　ボディイメージ混乱

1. Gloria M.Bulechek 原著，中木高夫，黒田裕子訳：看護介入分類（NIC）原書第 5 版．南江堂，東京，2009.
2. 中木高夫：NANDA-I 2009-2011 準拠 看護診断を読み解く！第 4 版．学研メディカル秀潤社，東京，2009.

3　健康管理促進準備状態

1. アルバート・バンデューラ編著，本明寛，野口京子監訳：激動社会の中の自己効力．金子書房，東京，1997.

5　栄養摂取消費バランス異常：必要量以下

1. 小田正枝編著：プチナース BOOKS 症状別看護過程．照林社，東京，2014.
2. 菱沼典子：改訂版看護形態機能学—生活行動からみるからだ 第 3 版．日本看護協会出版会，東京，2011.

7　嚥下障害
40　誤嚥リスク状態

1. 藤谷順子，横塚百合子，英裕雄編著：誤嚥を防ぐケアとリハビリテーション．日本看護協会出版会，東京，2006.
2. 向井美惠，鎌倉やよい編：BEST NURSING 摂食・嚥下障害ベストナーシング．学研メディカル秀潤社，東京，2010.

8　血糖不安定リスク状態

1. 日本糖尿病学会編著：糖尿病治療ガイド 2016-2017．文光堂，東京，2016.
2. 医療情報科学研究所編：病気がみえる vol.3　糖尿病・代謝・内分泌 第 3 版．メディックメディア，東京，2012.

9　体液量不足リスク状態
48　悪心

1. 小田正枝編著：プチナース BOOKS 症状別看護過程．照林社，東京，2014.
2. 相馬朝江編：目でみる症状のメカニズムと看護．学研メディカル秀潤社，東京，2005.
3. 小板橋喜久代，阿部俊子編著：エビデンスに基づく症状別看護ケア関連図．中央法規出版，東京，2006.
4. 松田明子著者代表：系統看護学 専門分野Ⅱ 成人看護学 5 消化器 第 13 版．医学書院，東京，2011.
5. 金澤一郎，永井良三総編集：今日の診断指針 第 6 版．医学書院，東京，2010.

12　便秘

1. 中野昭一，吉岡利忠，田中越郎著，中野昭一編：図解生理学 第 2 版．医学書院，東京，2000.
2. 黒田裕子編：成人看護学．医学書院，東京，2009.
3. 髙木永子監修：New 看護過程に沿った対症看護 病態生理と看護のポイント 新訂版．学研メディカル秀潤社，東京，2005.
4. 小板橋喜久代，阿部俊子編著：エビデンスに基づく症状別看護ケア関連図．中央法規出版，東京，2004.

5. 並河正晃：老年者ケアを科学する いま、なぜ腹臥位療法なのか．医学書院，東京，2003.

13　下痢

1. 藤野稔子，小野正子：下痢．小田正枝編著，プチナース BOOKS 症状別看護過程，照林社，東京，2014：193.

14　消化管運動機能障害リスク状態

1. 井上智子編：パーフェクト臨床実習ガイド―ライフステージに沿った看護技術と看護の展開―成人看護実習ガイドⅠ急性期・周手術期．照林社，東京，2007.

17　睡眠パターン混乱

1. 田村義之，千葉茂：臨床編 Ⅰ総論 成人におけるサーカディアンリズム睡眠障害．千葉茂，本間研一編著，サーカディアンリズム睡眠障害の臨床，新興医学出版社，東京，2003：46-48.
2. 宮川操：不眠．小田正枝編著，プチナース BOOKS 症状別看護過程，照林社，東京，2014：263.

18　不使用性シンドロームリスク状態

1. 木島輝美：廃用症候群．山田律子，萩野悦子，井出訓編，生活機能からみた老年看護過程＋病態・生活機能関連図 第 2 版，医学書院，東京，2012：489-501.
2. 亀井智子編：根拠と事故防止からみた 老年看護技術．医学書院，東京，2012：174-184.
3. スー・ムアヘッド，マリオン・ジョンソン，メリディーン・マース原著編集，江本愛子監訳：看護成果分類（NOC）看護ケアを評価するための指標・測定尺度 第 3 版．医学書院，東京，2005.

20　歩行障害

1. 中山恭秀，安保雅博監修：歩行訓練 転ばぬ前に能力アップ これは使えるリハビリパンフレット．区中央部地域リハビリテーション支援センター，東京，2008：31-39.（東京慈恵会医科大学リハビリテーション医学講座 http://www.jikei-reha.com/?page_id=78，2016/10/11 アクセス）
2. 江川隆子編：これなら使える看護介入 厳選 47 NANDA-I 看護診断ラベルへの看護介入．医学書院，東京，2009.
3. 須藤恵理子，髙見美貴，横山絵里子：リハビリテーションの実際　運動・動作障害②治療．千田富義，高見彰淑編，リハ実践テクニック 脳卒中，メジカルビュー社，東京，2006：155-159.

21　消耗性疲労

1. 荒尾晴惠，田墨惠子編：スキルアップがん化学療法看護　事例から学ぶセルフケア支援の実際．日本看護協会出版，東京，2010.
2. 鈴木志津枝，内布敦子編：成人看護学　緩和・ターミナルケア看護論 第 2 版．ヌーヴェルヒロカワ，東京，2011.
3.「有害事象共通用語規準 v4.0 日本語訳 JCOG 版」http://www.jcog.jp/doctor/tool/ctcaev4.html（2016.12.12 アクセス）

23　非効果的呼吸パターン

1. 中木高夫：NANDA-I 2009-2011 準拠 看護診断を読み解く！第 4 版．学研メディカル秀潤社，東京，2009.
2. 小田正枝編著：症状別アセスメント・看護計画ガイド．照林社，東京，2008.
3. 川村雅文著者代表：系統看護学講座 専門分野Ⅱ 成人看護学 2 呼吸器 第 14 版．医学書院，東京，2015.

25　排泄セルフケア不足

1. Toba K, Nakai R, Akishita M, et al.：Vitality Index as a useful tool to assess elderly with dementia．Geriatrics & Gerontology International 2002；2（1）：23-29.

2. 鳥羽研二：老年症候群．佐々木英忠，鳥羽研二，荒井啓行，他編集，系統看護学講座 専門分野Ⅱ 老年看護 病態・疾患論 第4版，医学書院，東京，2014：70.
3. 村井裕子：排泄．山田律子，萩野悦子，井出訓編，生活機能からみた老年看護過程＋病態・生活機能関連図 第2版，医学書院，東京，2012：26-32.
4. 三橋睦子：排尿障害．小田正枝編著，プチナースBOOKS 症状別看護過程，照林社，東京，2014：203-218.

26 半側無視

1. 石合純夫：高次脳機能障害学．医歯薬出版，東京，2003.
2. 中島八十一，寺島彰編：高次脳機能障害ハンドブック 診断・評価から自立支援まで．医学書院，東京，2006.
3. 苧坂直行：注意と意識の心理学．安西祐一郎，苧坂直行，前田敏博，他，岩波講座 認知科学<9> 注意と意識，岩波書店，東京，1994：2, 13-15.
4. 鈴木孝治編著：看護のポイントをつかめ！ よくわかる半側空間無視．リハビリナース 2010：3（3）：8-46.
5. 深川和利監修，藤山美由紀，若林望嘉，佐々木照子編著：NANDA-Iの看護診断にもとづく 高次脳機能障害の標準看護計画．メディカ出版，東京，2014.

27 急性混乱

1. 中木高夫：NANDA-I 2007-2008 準拠 看護診断を読み解く！ 第3版．学研メディカル秀潤社，東京，2007：64.
2. 塩原伸也：IABP 挿入後，急性混乱に陥った患者の看護．EMERGENCY CARE 2005；18（6）：592-595.

28 記憶障害

1. 深川和利監修，藤山美由紀，若林望嘉，佐々木照子編著：NANDA-Iの看護診断にもとづく高次脳機能障害の標準看護計画．メディカ出版，東京，2014.
2. 中島恵子：みんなでわかる高次脳機能障害 生活を立て直す脳のリハビリ 記憶障害編．保育社，大阪，2013.
3. 日本神経学会 監修，「認知症疾患治療ガイドライン」作成合同委員会 編集：認知症疾患治療ガイドライン 2010 コンパクト版 2012．医学書院，東京，2012.
4. 中島八十一，寺島彰編：高次脳機能障害ハンドブック 診断・評価から自立支援まで．医学書院，東京，2006.
5. 種村純，椿原彰夫編：教材による認知リハビリテーション その評価と訓練法．永井書店，大阪，2015.

29 言語的コミュニケーション障害

1. 竹村信彦：高次脳機能障害．竹村信彦著者代表，系統看護学講座 専門分野Ⅱ 成人看護学7 脳・神経 第13版，医学書院，東京，2012：75-76.

32 介護者役割緊張

1. 深川和利監修，藤山美由紀，若林望嘉，佐々木照了編著：NANDA-Iの看護診断にもとづく 高次脳機能障害の標準看護計画．メディカ出版，東京，2014.
2. 佐藤栄子編著：事例を通してやさしく学ぶ中範囲理論入門．日総研，愛知，2009.
3. 黒田裕子編：看護診断のためのよくわかる中範囲理論．学研メディカル秀潤社，東京，2009.

33 非効果的役割遂行
36 非効果的コーピング

1. リチャード・S. ラザルス，スーザン・フォルクマン著，本明寛，春木豊，織田正美監訳：ストレスの心理学─認知的評価と対処の研究．実務教育出版，東京，1991.

35 不安

1. 下舞紀美代：中範囲理論を実践に活用する（第6回）理論から見えてくる看護診断〈不安〉．看護技術 2014：（60）7；84-90.

37 スピリチュアルペイン

1. エリザベス・ジョンズトン・テイラー著，江本愛子，江本新監訳：スピリチュアルケア 看護のための理論・研究・実践．医学書院，東京，2008：9.
2. 窪寺俊之：スピリチュアルケア学序説．三輪書店，東京，2004：43.
3. 窪寺俊之：スピリチュアルケア入門．三輪書店，東京，2000.

38 感染リスク状態
39 非効果的気道浄化

1. 窪田恵子：呼吸困難．小田正枝編著，プチナースBOOKS 症状別看護過程，照林社，東京，2014：1-14.
2. 森田敏子：咳嗽・喀痰核出困難．小田正枝編著，プチナースBOOKS 症状別看護過程，照林社，東京，2014：15-30.
3. 渡邊明子，西村あをい：肺炎患者(小児含)．山口瑞穂子，関口恵子監修，New 疾患別看護過程の展開 2nd，学研メディカル秀潤社，東京，2006：20-31.
4. 林田明美：気管支喘息患児．山口瑞穂子，関口恵子監修，New 疾患別看護過程の展開 2nd，学研メディカル秀潤社，東京，2006：32-42.
5. 堂園道子：慢性閉塞性肺疾患患者．山口瑞穂子，関口恵子監修，New 疾患別看護過程の展開 2nd，学研メディカル秀潤社，東京，2006：43-57.
6. 高木永子監修：New 看護過程に沿った対症看護 病態生理と看護のポイント．学研メディカル秀潤社，東京，2005.

44 口腔粘膜障害

1. リンダ・J. カルペニート著，新道幸恵監訳：看護診断ハンドブック 第10版．医学書院，東京，2013.
2. Gloria M.Bulechek 原著，中木高夫，黒田裕子訳：看護介入分類(NIC)原書第5版．南江堂，東京，2009.

45 褥瘡リスク状態

1. 日本褥瘡学会編：褥瘡ガイドブック．照林社，東京，2012.
2. 日本褥瘡学会編：在宅褥瘡予防・治療ガイドブック 第2版．照林社，東京，2012.
3. 水原章治：褥瘡治療のプロになる─プロの技．医学と看護社，東京，2012.
4. 大浦武彦：見て・考える褥瘡ケア 創面をみればすべてがわかる．中山書店，東京，2010.
5. 田中マキ子監修，市岡滋，廣瀬秀行，栁井幸恵編集：ポジショニング学 体位管理の基礎と実践．中山書店，東京，2013.

46 皮膚統合性障害

1. F.H. マティーニ，M.J. ティモンズ，M.P. マッキンリ著，井上貴央監訳：カラー人体解剖学 構造と機能：ミクロからマクロまで．西村書店，東京，2003.
2. 小田正枝編著：プチナースBOOKS 症状別看護過程．照林社，東京，2014.

49 急性疼痛

1. 矢永勝彦，小路美喜子編：系統看護学講座 別巻 臨床外科看護総論 第10版．医学書院，東京，2012.

50 慢性疼痛

1. 小田正枝編著：プチナースBOOKS 症状別看護過程．照林社，東京，2014.

索引

和　文

あ

愛情と所属のニード	20
アウェアネス	92
アセスメント	6, 7, 9
アルコール離脱症状	95
安全	88, 96
安全／防御	14, 27
安全のニード	20
安寧	120
安楽	14, 27

い

胃 - 結腸反射	57, 62
息切れ	64, 85
意識レベル	100, 126
痛み	149
痛みの評価シート	153
意味記憶	97
イレウス	56, 61, 144
飲水	48, 49, 50
インスリン抵抗性	46, 145
咽頭期	42, 45

う

ウェクスラー記憶検査	98
ウェルニッケ失語	101
運動失語	101
運動失調性構音障害	102
運動麻痺性構音障害	102

え

栄養	14, 26
栄養―代謝パターン	8
栄養摂取消費バランス異常：必要量以下	26, 37, 147
栄養不良	97, 122, 144
壊死	143
エジンバラ産後うつ病調査票	114
エピソード記憶	97
エラーなし学習	99
嚥下困難	137
嚥下しやすい食品・嚥下しにくい食品	129
嚥下障害	26, 42, 126
嚥下造影検査	42

お

嘔吐	48, 147
奥舌音	42, 43
悪心	27, 147
オピオイド鎮痛薬	62
悪露	115

か

開眼片足立ちテスト	78
介護者役割緊張	27, 107
概日リズム	41
改訂長谷川式簡易知能評価スケール	98
改訂水飲みテスト	43, 127
潰瘍	130
化学療法	80, 106, 130, 137
――による有害事象	82
過換気	85
顎間固定	126
覚醒	92
喀痰	65, 124
ガス交換	124
ガス交換障害	26, 64
過体重	26, 39
肩こり	114
価値―信念パターン	8
喀血	130
活動／休息	14, 26
活動意欲	80
活動―運動パターン	8
活動耐性低下	26, 80, 83
活動耐性低下リスク状態	80
可動性障害	90, 144
下部食道括約筋機能不全	126
がん	72, 151
感覚失語	101
観血的処置	122
緩下薬	59, 61, 62, 88
肝硬変	145
看護介入	3, 6, 11, 21
看護過程	2, 4
――の構成要素	6
――の定義	6
看護計画	11, 21
看護計画立案	6
看護診断	2, 6, 10, 13, 26
――の種類	17
――の多軸構造	15
――の表現のしかた	19
――の優先順位のつけ方	20
看護目標	11, 21
観察計画（O-P）	6, 11, 22
がん性疼痛	152
関節可動域訓練	73
間接訓練	42, 44
関節拘縮	72, 74, 139
感染	59, 61, 122, 138, 152
感染予防	123
感染リスク状態	27, 122
肝不全	51
陥没乳頭	34, 114
顔面手術	126
関連因子	15, 19, 20
関連図	10

き

記憶障害	27, 97
記憶方略	99
機械的便秘	58
気管カニューレ	126
気管支喘息	124
気管切開	100
気管内挿管	100
気管内チューブ	126
危険因子	15
起座呼吸	83
器質性便秘	58
基礎代謝	39, 48
期待される結果	6, 11, 21
――の設定のしかた	23
喫煙	69, 124
機能性尿失禁	91
機能性便秘	58
記銘	97
客観的情報	7
急性混乱	27, 95
急性疼痛	27, 80, 149
吸啜反射	34
教育計画（E-P）	6, 11, 22
狭心症	28, 30
胸水	52
共同問題	10
恐怖感	27, 116
起立性低血圧	72, 133
筋萎縮	72, 74
筋ジストロフィー症	77
筋力の低下	90, 133

く

空間無視	92
口すぼめ呼吸	86
類（クラス）	13

け

ケア計画（C-P）	6, 11, 22
経管栄養	38, 59, 126
頸動脈洞症候群	133
頸部手術	126
けいれん性疾患	85
下血	130
血液	27, 130
血液凝固障害	130
血管内液	26, 48
血糖コントロール	46
血糖値	26, 46
血糖不安定リスク状態	26, 46
血尿	130
下痢	26, 48, 59
――の分類	60
健康管理促進準備状態	26, 32
健康知覚―健康管理パターン	8
言語的コミュニケーション障害	27, 100
言語的方略	99
倦怠感	51, 80, 82

156

こ

更衣 87
抗うつ薬 62
構音障害 43, 100
口渇 48
交感神経 70
抗がん薬 122, 147
口腔期 42, 45
口腔ケア 38, 43, 44, 49, 52, 60, 127, 128, 137, 138
口腔前庭 27, 137
口腔内疾患 138
口腔粘膜障害 27, 137
高血圧 39, 67
高血糖 39
高血糖高浸透圧症候群 46
高血糖糖尿病ケトアシドーシス 46
膠原病 122
抗コリン薬 57, 62
高次脳機能障害 92
拘縮 72, 77, 90
恒常性 37, 38
口唇 27, 137
口唇音 42
後陣痛 114
行動 27, 109
高二酸化炭素血症 65
肛門括約筋 90
高齢者 61, 72, 90, 139
誤嚥 42
誤嚥性肺炎 122, 126
誤嚥リスク状態 27, 126
ゴードンの11の機能的健康パターン 8
コーピング／ストレス耐性 14, 27
コーピング 118
コーピング―ストレス耐性パターン 8
呼吸音の聴取方法 66
呼吸筋疲労 85
呼吸訓練 84, 100
呼吸困難 51, 65, 85, 124
呼吸リハビリテーション 65, 76, 84
骨格筋障害 77
骨突出 139, 140
骨盤底筋訓練法 114
孤独 120
こむらがえり 111, 112, 114
混乱 95

さ

サーカディアンリズム 40, 71
座位 141
細胞内液 26, 48
サマリー 6
産後うつ病 114
産褥期 114
酸素化 26, 64, 86
酸素療法 65, 137

し

死 120
痔 111, 114
シェーグレン症候群 138
視覚 77, 92, 128, 133, 147

弛緩性便秘 58
自己意識 92
自己価値 103
自己期待 105
自己効力感 32, 81
自己実現のニード 20
自己知覚 14, 27
自己知覚―自己概念パターン 8
自己表現 27, 109
自己免疫疾患 135
四肢運動 26, 75
脂質異常症 31
視床下部 39
自尊感情 91, 110
自尊感情状況的低下 27, 103
自尊心のニード 20
失語症 100
実施 6, 12
湿性ラ音 51
自伝的記憶検査 98
しぶり腹 59
習慣性便秘 58
重症筋無力症 77
終末期 121
重要他者 107
主観的情報 7
手術 27, 144
手術後合併症 144
手術療法 106
出血 48
出血リスク状態 27, 48, 130
出血性ショック 131
術後回復遅延 27, 80, 144
術後回復遅延リスク状態 80
術後せん妄 95
出産 27, 111
出産育児行動促進準備状態 27, 111
授乳 114
授乳行動 34
循環障害 142
準備期 45
消化管 26, 61
消化管運動機能障害リスク状態 26, 61
消化管運動低下 126
消化器 37, 56, 145
消化吸収障害 147
象徴 27, 100
情動焦点型コーピング 118
情報収集 7
情報の分析と解釈 7
消耗性疲労 26, 80, 82, 85
食事 42, 89
食事介助 128
食事後性低血圧 133
食事習慣 40
食思不振 37
褥瘡 72, 142
褥瘡好発部位 141
褥瘡発生の要因 139
褥瘡リスク状態 27, 139
食道期 42, 45
食物の消化・吸収障害 37
食欲 37
　――不振 47, 59, 61, 68, 73, 120, 147

ショック 130
自律神経反応 27, 116
心筋梗塞 28, 30, 83
神経因性膀胱 54
神経難病 77
心血管疾患 67
人工気道 124
心疾患 31, 48, 51, 125
滲出性下痢 60
新生児 34
新生児ケア 27, 111
心臓リハビリテーション 29, 76, 84
身体運動 26, 75
身体可動性障害 26, 75
身体損傷リスク状態 27, 135
身体抑制 141
診断指標 15, 18
診断名 13, 15
診断用語 15
浸透圧性下痢 60
シンドローム 16
心肺機能の低下 72, 90
真皮 142
心不全 51, 83

す

膵臓 46
水分摂取 48, 54, 57, 91
睡眠 26, 67, 149, 152
睡眠衛生の4つの柱 69
睡眠衛生指導 68, 71
睡眠―休息パターン 8
睡眠時無呼吸症候群 67
睡眠の検査法 69
睡眠パターン混乱 26, 70
睡眠薬 68, 71, 127, 132, 133, 134
睡眠を阻害する飲食物や嗜好品 69
水様便 59
水分出納バランス 48, 51
スクイージング 125, 127
ステロイド 145
ストレス 59, 118
ストレスコーピング 28, 30, 39
ストレッサー 27, 118
スピリチュアルペイン 27, 120

せ

生活原理 14, 27
成長／発達 14
生理的ニード 20
咳・嘔吐反射抑制 126
脊椎疾患 72
セクシュアリティ―生殖パターン 8
セクシュアリティ 14, 27
絶飲食 63, 137, 138, 145
摂食 87
摂食嚥下障害 37
摂食機能 88
舌突音 42
セルフ・エフィカシー 32
セルフケア 80, 138
セルフケア不足 26, 87
先行期 45
喘息 83

喘鳴	52, 65, 126
せん妄	66, 95
前立腺炎	54
前立腺腫瘍	54
前立腺肥大症	54

そ

創感染	144
創傷治癒の形式	146
早朝覚醒	67, 69
組織間液	26, 48
組織損傷	27, 149, 151
組織統合性障害	51
損傷	137, 139, 149, 151

た

体圧分散	139
体位ドレナージ	65, 125, 127
体位変換	139
体液量過剰	26, 51
体液量不足リスク状態	26, 48
体液量平衡促進準備状態	48
体温調整	142
体格指数	39
胎児性アルコール症候群	112
胎児発育不全	112
体脂肪	26, 39
体重	38, 39
体組織の崩壊	72
体動制限	91
体動不能	142
唾液	42
脱水	48, 54, 59, 95
脱力感	80
短期記憶	97
短期目標	11, 22
短時間睡眠	41

ち

チアノーゼ	65, 84, 86, 124
知覚／認知	14, 27
蓄尿障害	54
窒息	66
知能低下	72
中咽頭	27, 137
超越的存在	120
聴覚性言語性学習検査	98
腸管運動	62
腸管運動性下痢	60
長期記憶	97
長期目標	11, 22
腸蠕動音	56, 59, 61
腸閉塞	56
直接訓練	42, 44
直腸性便秘	58
直腸反射	57
陳述記憶	97
鎮痛薬	149

つ

爪の手入れ	136

て

低栄養	142

低換気症候群	85
定義	15
低血糖	46
低酸素血症	64
低タンパク血症	52
手続き記憶	97
テネスムス	59
電解質	62
電解質異常	48
電解質平衡異常リスク状態	48
転倒	27, 68, 133
転倒転落リスク状態	27, 133
転落	27, 68, 133

と

トイレ	90
頭蓋内圧亢進	152
頭蓋内圧亢進症状	147
頭蓋内許容容量減少	147
糖代謝異常	46
等張性体液	51
疼痛	85, 90, 137, 149
導尿	55
糖尿病	31, 40, 46, 61, 122, 138, 144
頭部外傷	85
動脈硬化	41
トータルペイン	121
吐血	130
徒手筋力テスト	74, 78, 79
領域（ドメイン）	13
ドレーン	122, 130, 145
ドレッシング剤	140

な

内視鏡検査	43
内臓脂肪	39
内部環境	38
軟部組織	27, 137

に

二酸化炭素排出	26, 64
日常生活動作（ADL）	48, 80, 89, 90, 133
ニボー（鏡面）像	62
乳児	34
乳頭	34, 111, 114
乳頭損傷	35
乳房の型	36
入浴	87, 89
尿	26, 50, 54
尿意	91
尿失禁	111
尿道	54
尿道異物	54
尿道狭窄	54
尿道結石	54
尿閉	54, 91
尿路感染症	54
妊娠	27, 46, 56, 111, 130
妊娠悪阻	112
妊娠性貧血	112
認知─知覚パターン	8
認知機能	39, 133
認知症	72, 90
妊婦	111

ね

ネブライザー	65, 125
捻髪音	65
粘膜傷害性下痢	60

の

脳血管疾患	84, 97
脳血管障害	42, 84, 90
脳梗塞	77, 92
脳卒中	72

は

バースプラン	112
バーセルインデックス	89
パーペッツの回路	99
肺炎	83, 124
肺拡張	85
排泄	49, 87, 118
排泄セルフケア不足	26, 90
排泄と交換	14, 26
排泄パターン	8
排痰法	66
排尿障害	26, 54
排便	59
──回数	26, 56
──困難	26, 56
肺胞	26, 64
廃用症候群	72
播種性血管内凝固症候群（DIC）	131
白血球	122, 135, 138
醗酵性下痢	60
発声訓練	100
ハッフィング	125
歯ブラシの持ち方	138
バランス運動	79
半側無視	27, 92
反復学習法	99
反復唾液嚥下テスト	43

ひ

非言語的コミュニケーション	100
非効果的気道浄化	27, 124
非効果的健康管理	26, 28, 30
非効果的コーピング	27, 118
非効果的呼吸パターン	26, 85
非効果的脳組織循環リスク状態	147
非効果的母乳栄養	26, 34
非効果的末梢組織循環	51
非効果的役割遂行	27, 109
非陳述記憶	97
皮膚統合性障害	27, 142
皮膚の緊張	48
皮膚保護剤	140
肥満	26, 39, 85, 144
肥満度分類	39
評価	6, 12
標準看護計画	24
表皮	142
疲労	82
貧血	145
頻尿	113

ふ

不安	27, 59, 109, 116, 118, 120
フェイススケール	150
フェンタニル	63
不穏	95
不快感	27, 116, 147
腹圧性尿失禁	114
腹囲	39
副雑音	51, 65, 127
腹水の観察方法	53
腹痛	59
腹部緊満感	111
腹部膨満感	56
腹膜炎	146
不顕性誤嚥	42, 126
浮腫	51, 84, 139
——の観察方法	53
不使用性シンドロームリスク状態	26, 72
不整脈	51
不眠	26, 67, 70, 113
ブレーデンスケール	139
ブローカ失語	101
分泌性下痢	60
分娩	111, 130

へ

平衡感覚	77
平衡機能試験	79
閉塞性イレウス	63
ヘルスプロモーション	14, 26
ヘルスプロモーション型看護診断	16
便意	58, 59, 62, 63, 90, 91, 113, 131
便意切迫感	59
ヘンダーソンの 14 の基本的ニード	8
便秘	26, 56, 111, 113
扁平乳頭	34, 114

ほ

膀胱炎	54
膀胱刺激症状	54
膀胱腫瘍	54
膀胱の神経支配	55
縫合不全	144
膀胱留置カテーテル	52, 122
放射線療法	59, 106, 137
歩行	89, 135
歩行環境	78
歩行時の環境整備	134
歩行障害	26, 77
保持	97
ポジショニング	34, 140
発赤	142
ボディイメージ混乱	27, 105
母乳	34
母乳摂取不足	36
母乳分泌不全	36
母乳分泌不足	34
骨委縮	72
ホメオスタシス	38

ま

マイナートラブル	113
マズローのニードの階層	20
麻痺性イレウス	63
麻痺性便秘	58
慢性疾患	72, 122
慢性疼痛	27, 151
慢性閉塞性肺疾患	64, 83, 124
満腹中枢	39

み・む・め

ミオパチー	77
水飲みテスト	42
三宅式記銘力検査	98
無形便	26, 59
メタボリックシンドローム	39
免疫機能	135
免疫不全	138

も

毛細血管膜	26, 64
モルヒネ	63
問題解決思考	4

問題指向型記録	5
問題指向型システム	5
問題焦点型	16
問題焦点型コーピング	118

や

夜間せん妄	95
薬物中毒	95
役割―関係パターン	8
役割関係	14, 27, 109
役割機能	103, 109
役割行動	109
役割に関する概念	108
ヤコブレフの回路	99

ゆ

有害事象共通用語基準	82
輸液	43, 47, 48, 49, 50, 62, 127, 131, 145

よ

よい靴の条件	136
用手排尿法	55
腰痛	111, 114

ら

ラッチ・オン	34

り

裏急後重	59
リスク型看護診断	16
利尿薬	48, 52
リバーミード行動記憶検査	98
リハビリテーション	76, 88, 93, 139
リラクセーション	68, 71, 112, 117, 141, 150

る・れ・ろ

るい痩	142
レオポルド触診法	113
ロイ適応看護モデル	8
ロンベルグ試験	78

数字・欧文

5W1H	24
Benton 視覚記銘検査	98
BI (Barthel Index)	89
BIT 行動性無視検査 (behavioural inattention test)	94
BMI (body mass index)	39
CO_2 ナルコーシス	65
COPD (chronic obstructive pulmonary disease)	64, 83, 124
DKA (diabetic ketoacidosis)	46
NANDA-I (NANDA International)	2, 13
NANDA-I 分類法Ⅱの 13 領域	14
NCCN (National Comprehensive Cancer Network) ガイドライン	82
NRS (numerical rating scale)	150
O 情報 (objective date)	7
PONR (problem oriented nursing record)	5
POS (problem oriented system)	5
PS (performance status) による疲労・倦怠の程度	82
SOAP (subjective, objective, assessment, plan)	6, 12
SpO_2 (saturation pulse oxygen)	65, 83
S 情報 (subjective date)	7
WHO 3 段階除痛ラダー	152

プチナースBOOKS

実習でよく挙げる
看護診断・計画ガイド

2017年1月25日　第1版第1刷発行 2018年1月15日　第1版第2刷発行	編　著　小田　正枝 発行者　有賀　洋文 発行所　株式会社　照林社 　　　　〒112-0002 　　　　東京都文京区小石川2丁目3-23 　　　　電話　03-3815-4921（編集） 　　　　　　　03-5689-7377（営業） 　　　　http://www.shorinsha.co.jp/ 印刷所　大日本印刷株式会社

●本書に掲載された著作物（記事・写真・イラスト等）の翻訳・複写・転載・データベースへの取り込み、および送信
　に関する許諾権は、照林社が保有します。
●本書の無断複写は、著作権法上の例外を除き禁じられています。本書を複写される場合は、事前に許諾を受けてく
　ださい。また、本書をスキャンしてPDF化するなどの電子化は、私的使用に限り著作権法上認められていますが、
　代行業者等の第三者による電子データ化および書籍化は、いかなる場合も認められていません。
●万一、落丁・乱丁などの不良品がございましたら、「制作部」あてにお送りください。送料小社負担にて良品とお取
　り替えいたします（制作部☎0120-87-1174）。

検印省略（定価はカバーに表示してあります）
ISBN978-4-7965-2395-0
©Masae Oda/2017/Printed in Japan